苏州市吴中区科学技术协会　健康科普系列丛书
苏州市吴中人民医院

健康，从齿开始

JIANKANG　CONGCHI　KAISHI

苏州市吴中人民医院◎编著

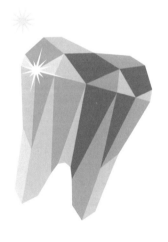

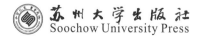

苏州大学出版社
Soochow University Press

图书在版编目(CIP)数据

健康,从齿开始 / 吴桢主编;苏州市吴中人民医院编著. —苏州:苏州大学出版社,2019.4(2020.8重印)
(苏州市吴中区科学技术协会、苏州市吴中人民医院健康科普系列丛书)
ISBN 978-7-5672-2593-0

Ⅰ.①健…　Ⅱ.①吴…　②苏…　Ⅲ.①口腔科学
Ⅳ.①R78

中国版本图书馆 CIP 数据核字(2019)第 036302 号

书　　名:健康,从齿开始

编　　著:苏州市吴中人民医院
责任编辑:刘一霖
装帧设计:刘　俊

出版发行:苏州大学出版社(Soochow University Press)
社　　址:苏州市十梓街1号　邮编:215006
印　　刷:苏州市深广印刷有限公司
邮购热线:0512-67480030
销售热线:0512-67481020

开　　本:700 mm×1 000 mm　1/16　印张:9　字数:108 千
版　　次:2019 年 4 月第 1 版
印　　次:2020 年 8 月第 3 次印刷
书　　号:ISBN 978-7-5672-2593-0
定　　价:40.00 元

编委会

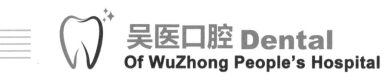

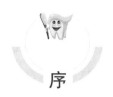

序

一

随着人们生活水平的不断提高，健康为越来越多的人所关注。然而，为什么人们如此关注健康，诸多的慢性病却显现出递增的势头呢？原因是多方面的。影响健康的因素有很多，其中有些因素不是个人所能左右的。这些因素主要包括生活习惯、医疗方法、社会因素、心理因素、环境因素等。除此之外，还有一个重要因素，那就是健康科普知识的普及率。所以，维护健康是全方位的事，也是全社会的事。一方面，每个人都应懂得什么是健康和如何维护健康，学会科学健康的生活方式和养生保健的基本理念及方法；另一方面，全社会应共同维护环境的整洁和社会的和谐，提高医疗保健服务水平。

如今，生病先找"度娘"把脉已成为很多人的常规做法。但这个做法不可取，因为网络上的内容并不一定严谨和全面，网络自诊往往确认不了病因。很多患者听信网上的说法，有的把小病当成了大病，有的误诊误治，耽误了疾病的治疗。因此，打造"健康中国"需要推进健康科普建设。

"健康科普"对于提升人民健康水平起着至关重要的作用。科普工作与人民健康息息相关。健康科普传递者不仅要具备获取和掌握信息的能力，还要讲究传播技巧，为公众普及正确有趣的健康知识。同

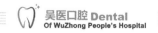

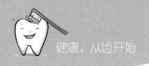
时，开展科普工作更是公立医院义不容辞的责任和义务。通过科普工作，医务工作者可以把正确的医学知识以简单浅显的方式传播到百姓当中，让百姓掌握正确的健康知识。这不仅有助于百姓身体健康，还可以提升公民健康素养。

吴中人民医院作为区域性的中心医院，承担着城区居民的健康保健和疾病治疗任务。近年来，吴中人民医院也在居民的疾病知识科普方面做了积极的尝试，编写了健康科普系列丛书，而这本《健康，从齿开始》就是其中的一册。

健康科普事业是国家大事。希望所有有责任心的人都参与健康科普工作，为健康科普的传播做出贡献，为人民的健康做出贡献。

苏州市吴中区科学技术协会主席

金建生

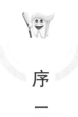

序
二

　　口腔健康是人体健康的重要组成部分。龋齿已被列为世界上第三种最主要的疾病，仅次于冠心病和癌症。世界卫生组织（WHO）将牙齿健康确定为人体健康十大标准之一。牙齿健康的标准是：牙齿整洁、无龋齿、无痛感，牙龈色泽正常，无出血现象。由此可见，口腔健康是指具有良好的口腔卫生、健全的口腔功能及没有口腔疾病。

　　随着口腔临床技术的发展，从理论上讲，人们已能有效控制龋齿、牙周病的发生和发展了。然而，虽然口腔健康问题越来越受到人们的重视，但无论是儿童的龋齿问题，还是牙周病导致的牙齿早失问题，都呈日益高发趋势。其原因除了和大家对口腔健康的认识还停留在"疼了才就医"上有关外，还和口腔科普不到位有关。一些基础的口腔知识还有待普及和推广。为此，我院口腔科将临床中常见的一些口腔疾病和基础知识进行整理归类并结集成《健康，从齿开始》一书。本书分为口腔外科、口腔内科、口腔修复、口腔种植、口腔正畸和口腔牙周六个部分。对于生活中遇到的大部分口腔方面的问题，我们在本书中都可以找到答案。

　　口腔健康是现代文明的标志之一。早在 1989 年，我国就将每

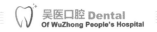

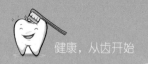
年的 9 月 20 日定为全国爱牙日。设定全国爱牙日的宗旨是通过爱牙日活动，广泛动员社会力量，在群众中进行牙病防治知识的普及教育，增强群众的口腔健康观念和自我口腔保健意识，从而提高全民族的口腔健康水平。今天，我院编写这本《健康，从齿开始》科普书籍，就是我院在普及口腔保健知识方面做的一点尝试和努力。

苏州市吴中人民医院党委书记

王　平

目 录

口腔外科部分

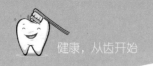

口腔内科部分

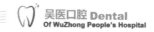

口腔修复部分

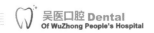

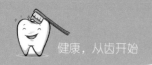

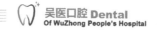

口腔种植部分

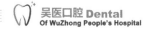

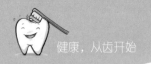
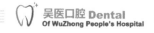

口腔正畸部分

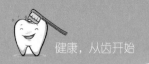
口腔牙周部分

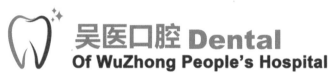

口腔外科部分

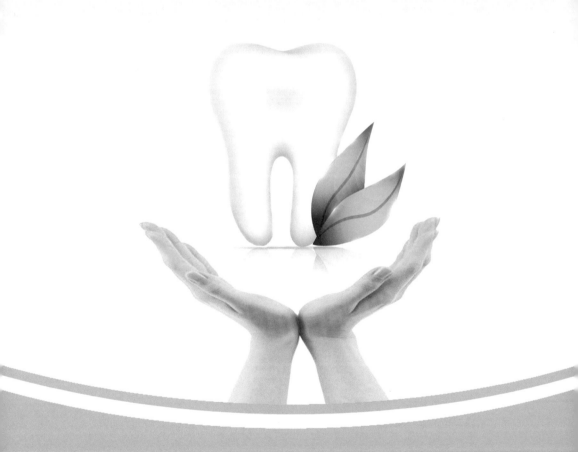

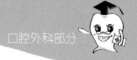

1. 拔牙还有这么多讲究？

临床上，不把拔牙当回事的患者真不少！

"拔牙还要验血啊，太耽误时间了。我还要赶去上班呢！"

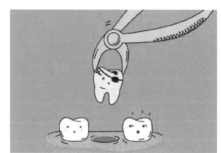

"我的血糖情况平时还蛮正常的，就最近比较高。我都不怕，医生你怕啥！"

"我发生心梗是去年的事情了，最近身体一直很好，关系不大吧！"

"医生，我白天没时间，现在晚上挂了急诊。你顺手帮我拔掉就是了！"

拔牙是口腔科最常实施的小手术，但有时若不当心同样会造成严重的后果，轻者会给患者带来不应有的损失和痛苦，重者还会危及患者生命。这绝不是危言耸听！所以拔牙前患者既要做好身体准备，又要做好心理准备。那么，拔牙前到底要注意哪些事项呢？下面我们就慢慢来叙述。

2. 拔牙可能出现哪些问题呢？

拔牙究竟可能出现哪些问题？出现的概率有多大？哪些反应是正常的呢？

1. 拔牙后感染

（1）轻微感染：出现概率为70%左右。

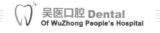

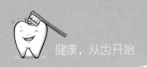
拔牙，尤其是拔除智齿以后，有点疼和有点肿都是正常的，不会影响患者的形象以及正常的学习工作。若发生类似现象，患者一般口服三天消炎药和止疼药即可。

（2）中度感染：出现概率为10%左右。

拔牙，尤其是拔除智齿之后出现明显的面部肿胀和剧烈的疼痛不算意外。只要症状一天比一天轻就没有关系。患者可以加大消炎药的剂量甚至输液几天，适当休息一两天。如果第三天之后症状还没有减轻，甚至加重，请及时去医院复诊。

（3）重度感染：出现概率为3%左右。

拔牙之后出现严重的肿胀、剧烈的疼痛、张嘴受限、体温升高等症状，就说明很可能出现了伤口继发感染。这个时候患者必须尽快前往医院进行相关处理。

2. 出血

拔牙以后24小时之内，伤口都有血丝渗出，所以24小时内口水中有少量血丝是正常的。80%的患者在第二天可以停止出血。其间不要一直漱口或者吐口水，以免伤口处的血块脱落。如果出血量很多，患者应立即就医。

3. 拔牙的时候断牙根

如果你的牙齿没有发炎过，而剩下的牙根不足牙根总长度的三分之一，你就不一定非要把它拔出来。如果剩下的牙根不好拔就不要拔，强行把它拔出来将会产生较大的损伤。

4. 麻醉后短期内出现面部肿胀

有时在拔除上面后方的磨牙，临床麻醉后，患者会出现不能闭眼和局部迅速肿胀的症状。这主要是由局部的血管海绵窦出血造成的。

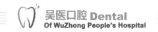

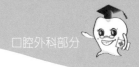

出现局部肿胀后，应先冷敷，再热敷。肿胀一般会在两周左右完全消除。其间局部的皮肤颜色一般会经历红—暗红—黄—正常这样一个变化过程，不会产生任何后遗症。

3. 拔复杂牙前为什么要拍牙 CT？

虽然在解剖学上，每个牙位上的牙齿形态基本上是确定的，但仍会有变异的情况发生，特别是复杂牙，其中以阻生牙最为明显。

食物对咀嚼的要求越来越低，造成第三磨牙慢慢退化，颌骨的长度慢慢缩短，智齿埋伏和变异的情况越来越多。

常规的全景片在显示智齿的牙根数量、牙根走向、牙根和神经管的距离、智齿和前牙的关系等方面有天然的缺陷。影像的重叠造成 X 射线检查结果和实际情况不相符，解剖关系显现不清楚，导致选定手术方案有困难。

因此，为安全起见，患者在拔复杂牙前，最好先做牙 CT。

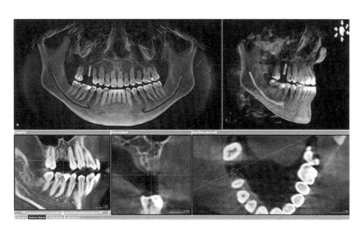

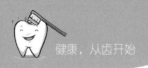
4. 拔除牙齿后，棉球应该咬多久？

30 分钟！30 分钟！30 分钟！重要的事情说三遍！

常规拔牙后，医生会在伤口上方放置一个棉球，并让患者咬住，用于压迫止血。一般在安静状态下咬住棉球半小时就可以止血。

但棉球绝对不是咬得越久越好！由于口腔内是有菌环境，如果咬棉球的时间超过 5 小时，棉球就容易被污染，最后引起伤口感染。

所以，常规咬棉球 30 分钟就可以达到止血目的了！

5. 为什么拔牙后不能老用舌头舔伤口？

良好的血凝块是拔牙创口正常愈合、避免感染的重要条件。吐出棉球后，牙槽窝已经止血，血凝块已经形成。但如果老用舌头舔伤口，就容易使血凝块分解，最终导致血凝块脱落和再出血。因此，拔牙后 24 小时内不要经常用舌头舔伤口，且要少漱口，刷牙时也一定要当心。说话和咀嚼也可以引起血凝块脱落和再出血，所以拔牙后要尽量少说话。另外，不要总去吐口水，因为不停地吐口水易造成伤口不停地流血，甚至血凝块脱落。一旦血凝块脱落，就可能引起伤口发炎、疼痛，严重者会引起干槽症，疼痛剧烈，使拔牙创口延迟愈合。

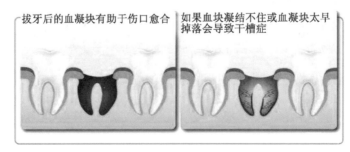

拔牙后的血凝块有助于伤口愈合 / 如果血块凝结不住或血凝块太早掉落会导致干槽症

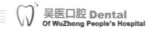

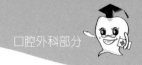

6. 拔牙后又出血怎么办?

有时拔牙术后牙槽窝已经止血,但是经过运动、说话、喝水等,会再次出血。这时候,患者不必惊慌,可以将无菌棉球放置于牙槽窝上方,重新紧咬棉球,压迫止血。如果仍旧止不住血,要及时去医院处理。

7. 拔牙后疼痛肿胀是正常现象吗?

拔牙术后的疼痛和面颊部肿胀属于正常的生理反应,毕竟伤口是的的确确存在的。一般牙齿越复杂,拔牙的创伤越大,术后反应就越严重。创伤性肿胀一般在术后 2～3 天达到高峰,以后逐渐减退。术后疼痛一般在术后 6 小时达到高峰,12 小时后开始减退。有些患者出现的开口困难、疼痛一般在术后 16 小时达到高峰。

如果疼痛不能耐受的话,患者可以通过口服止痛药来缓解。口服止痛药一两天不会引起大的副作用。肿胀一般在一周之内可以消退,可以通过冷敷来缓解。正确的冷敷方法:术后 48 小时内在术区冷敷,每冷敷 15 分钟需要休息 15 分钟以上。正确地冷敷有助于减轻术后肿胀、出血和疼痛等症状。

如果拔牙术后三天疼痛明显,口腔内有异味,患者应及时到医院就医,检查是否因拔牙创口感染造成干槽症而引发疼痛。

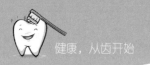
8. 拔牙后在饮食方面要注意什么？

拔牙后两小时患者可以进食流食，前三天饮食以软食为主，以免破坏牙槽窝的血凝块。勿进食辛辣滚烫食物，可进食偏凉食物。口含冰块或冷饮有助于止血。拔牙当天及次日患者应尽量休息，避免剧烈运动。若有出血倾向，应避免平躺，可取半卧位，以减少头、面部血流量。还要注意补充营养，多进食一些富含蛋白质和维生素的食物，一周内应当尽量不吸烟、不饮酒。

9. 拔牙后什么时候可以刷牙、漱口呢？

刷牙、漱口可以保持口腔健康、卫生。拔牙后患者更要保持口腔卫生，以免引起感染。

有些患者迟迟不敢刷牙、漱口，导致口腔卫生很差，引起伤口感染。一般拔完牙24小时以后患者就可以刷牙、漱口了，但动作要轻柔。每餐后可使用漱口水或淡盐水漱口，尤其要注意及时清理掉进下颌牙槽窝的食物残渣。拔牙创伤大或者年老体弱、有糖尿病的患者可口服抗生素预防感染。

10. 拔牙后要不要复诊？

拔牙后如果无明显不适，患者可以不复诊。如果术后反应明显，出现体温升高、开口困难、疼痛不能缓解等，患者就应及时复诊。术后3天开始出现牙槽窝剧痛，服用止痛药都无法缓解疼痛，且疼痛向

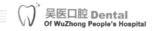

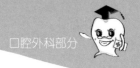

一侧头部反射，嘴里有臭味，则可能是干槽症引起的。此时患者要及时复诊。

如果有缝线，患者可在术后 5 ~ 7 天复诊拆线，也可在附近医院拆线。

11. 不宜拔牙的情况有哪些？

拔牙虽然常见，但也是一个手术。在拔牙前，医生通常会向患者询问健康状况。不宜拔牙的情况有以下几种。

1. 心脏病

如果 6 个月内患者发生过心梗，那么疼痛、恐惧、紧张等可诱使心梗再次发生。有近期心肌梗死病史、近期心绞痛频繁发作、心功能为 Ⅲ ~ Ⅳ 级、三度或二度 Ⅱ 型房室传导阻滞、双束支阻滞、阿斯综合征应被视为拔牙禁忌证。患者应暂缓拔牙。

2. 高血压

当收缩压高于 180 毫米汞柱、舒张压高于 100 毫米汞柱时，患者是不能拔牙的。如果血压过高，患者在拔牙过程中就容易出现出血、晕厥、心血管意外等现象。患者应先控制高血压，待血压控制平稳后再行拔牙手术。

3. 造血系统疾病

贫血、白细胞减少症和粒细胞缺乏症、白血病、恶性淋巴瘤、出血性疾病（轻微创伤后就可能有严重出血）等极其容易造成拔牙后出血不止。

4. 糖尿病

糖尿病患者的全身防御力明显低于常人。拔牙创口属于污染创

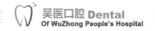

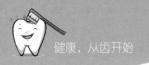
口，加上糖尿病患者的身体抵抗力差，伤口很容易感染甚至波及心脏、肺部等重要器官。常规空腹血糖低于 8.88 mmol/L（160mg/dL）且临床上没有酸中毒症状时患者方可进行拔牙。胰岛素治疗者在早餐后 1～2 小时进行拔牙比较好，同时要用药物预防感染，这样拔牙风险相对较低。

5. 妊娠期

孕妇在怀孕期间拔牙也要慎重。一般来说，在妊娠最初的 3 个月内拔牙可能引起流产；妊娠 7 个月以后拔牙可能引起早产；只有妊娠 4～6 个月时拔牙才相对安全一些。然而，即使是在安全期内，除非遇到必须拔牙的情况，孕妇一般也不要拔牙。因此，在准备怀孕之前，妇女应进行常规口腔检查，将未长正的智齿以及一些口腔内无法保留并且可能发生问题的牙齿拔除。

6. 肿瘤放疗后

放疗会影响机体的造血机能，导致骨髓抑制，造成白细胞及血小板水平偏低。放疗后拔牙容易诱发骨髓炎。因此，一般医生对放疗 3 年内的患者不进行拔牙手术。

7. 长期服用抗凝药物

平时服用小剂量阿司匹林的患者应在拔牙术前及术后 3～5 天停药，使用华法林的患者应在拔牙术前一周停药，使用肝素的患者须在 5 个半衰期后进行拔牙，否则，非常容易造成拔牙后止血困难。

12. 月经期为什么要尽量避免拔牙？

在月经期间，抵抗力会下降。另外，在月经期拔牙可能引起代偿性出血，通俗地讲，就是拔牙创口出更多的血，更容易发生感染。因

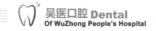

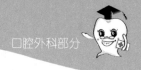

此在临床上，医生通常不建议妇女在月经期间拔牙。

13. 为什么在急性炎症期不能拔牙？

在急性炎症期，牙齿周围软组织已经发生肿胀、疼痛。在急性炎症期拔牙，会导致麻醉效果不理想，而且容易引起感染扩散，所以患者应尽可能避免在急性炎症期拔牙。患者最好先控制炎症，等炎症消退后再考虑拔牙手术。

14. 什么叫智齿？

虽然长智齿的人不在少数，但真正能说明白智齿是什么的人很少。那么，到底什么是智齿呢？

智齿的学名叫第三磨牙，老百姓叫它"智慧齿"或者"立事牙"。智齿是口腔中最靠近喉咙的牙齿，如果全部生长出来，一共有4颗，上、下、左、右各一颗。智齿一般会在18到25岁之间长出来。不过，什么时候长智齿、总共长几颗因人而异。有的人在三四十岁甚至四五十岁的时候才出现症状，而有的人则终生不长。大多数人长智齿的时候都会有疼痛感，且智齿长出来以后的位置和方向通常都会发生改变。

随着社会的进步，现代人都吃得很精细，不需要很强的咀嚼能力了，而且与古人相比，现代人的颌骨变小了，但牙齿的数量还是32颗。在相对较小的颌骨上排列和原来一样多的牙齿就显得很拥挤了。因此，智齿实际上已经是多余的了，被认为是一种正在退化的器官。

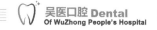

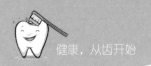
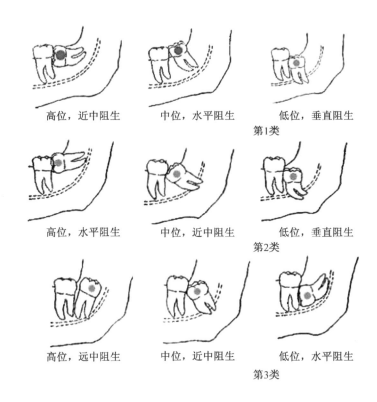

| 高位，近中阻生 | 中位，水平阻生 | 低位，垂直阻生 |

第1类

| 高位，水平阻生 | 中位，近中阻生 | 低位，垂直阻生 |

第2类

| 高位，远中阻生 | 中位，近中阻生 | 低位，水平阻生 |

第3类

15. 长了智齿要不要拔？

　　很多患者最关心的问题可能就是智齿到底需不需要拔。具体情况需要具体分析。有些人的颌骨发育得非常好，牙齿对合整齐，上下智齿生长的位置和方向正常，空间也够。有些人虽然有智齿，但没有出现蛀牙，智齿冠周软组织也没有发炎和疼痛史。如果属于以上两种情况，那这样的智齿是不需要拔掉的，但是临床上这样的情况非常少。

　　一般来讲，如果智齿长得比较正，又没有给你带来什么困扰，就不需要拔。如果智齿出现以下情况，通常就需要拔除。

　　（1）蛀牙：如果智齿出现比较深的蛀牙，特别是需要根管治疗

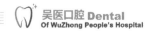

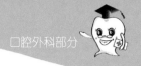

的，一般就要拔掉。

（2）影响邻牙：如果生长空间不足，智齿会使劲顶住相邻的牙齿继续生长，可能导致邻牙损伤，最后两颗牙齿都保不住。

（3）空间不足：如果生长空间不足，智齿在生长过程中会引起比较严重的牙龈肿胀、牙齿疼痛等症状。

（4）不易清洁：如果智齿长得歪七扭八，清洁起来就会比较困难，就很容易出现蛀牙。

（5）没有对颌牙：不是每个人的四颗智齿都会顺利生长出来的，如果一颗智齿的对面没有与之相抗衡的另一颗智齿，就可能影响牙的咬合关系。

（6）阻生齿：这种类型的智齿通常部分埋在齿槽骨里，容易引起牙龈反复发炎。

16. 智齿有什么危害？

有的人长了智齿后，觉得忍忍就没事了，但这样的想法是错误的。如果对智齿不加以重视，智齿就可能让你痛苦万分。智齿的最大危害就是极容易造成食物嵌塞。由于智齿不能完整地萌出在正常位置，与前面的牙齿不能形成良好的接触关系，因此食物残渣、细菌等容易滞留于智齿与其前面的邻牙之间的间隙中，造成邻牙的龋坏，然后可能引起牙髓炎。另外，智齿前面的牙槽骨也容易吸收，导致智齿前面的邻牙松动。不能完全萌出的智齿非常容易引起智齿冠周炎，并在疲惫、身体抵抗力低下的时候发作。智齿冠周炎有可能反复发作，如果治疗不积极的话，会形成口腔颌面间隙的感染。

最后，若生长的位置和方向出现异常，智齿还会影响上下牙齿之

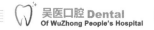

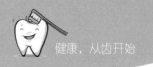
间的咬合关系，可能造成颞下颌关节弹响、张口疼痛、夜磨牙等。

17. 拔智齿前我们还要了解哪些情况？

很多人认为只要智齿不疼，就可以不用拔。其实这种观念并不正确，会使已经形成的一些炎症与龋坏现象被忽视。所以患者最好去医院拍 X 射线胶片，看看智齿的生长状况。医生会通过口腔检查和 X 射线检查结果评估该智齿需不需要拔。从预防的角度讲，有问题的智齿越早拔除越好。

关于许多患者担心的收费问题，拔牙的价格会因为智齿的生长状况而有所区别。

有些人会问拔牙痛不痛。现在拔牙时，医生普遍采用的是局部麻醉。患者在麻醉时会感觉到些许疼痛，且拔牙后的疼痛大多能得到控制。当然，对于一些特殊的患者，医生也会采用全麻的方式。

18. 拔掉智齿后的注意事项有哪些？

智齿疼痛起来会让人寝食难安、痛苦不堪。拔智齿是解决这个问题最根本的办法。那么，拔掉智齿后患者要注意什么呢？

除了要进行例行的检查和评估外，由于拔智齿后容易出现肿痛或者发炎的情况，患者在术前应先控制好急性炎症，而且拔牙当天不能漱口、刷牙。拔牙之后，不要用舌尖舔创口，更不要反复吸吮。智齿拔除后，通常会引起肿胀、疼痛、开口困难、吞咽疼痛等现象。患者可口服消炎药或者止痛药。一般 3～5 天肿胀就会自行消退。患者也可以采取冷敷的方法。另外，拔掉智齿后，应吃软的或者凉的食物。

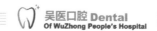

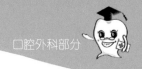

牙槽窝完全愈合长平需要一个月左右。

19. 怀孕前是否要拔除智齿?

很多女性在怀孕前期都会去医院做很多检查,但有一半以上的女性不知道要做口腔检查,更不知道去做智齿方面的检查。而智齿很可能就在怀孕期间给孕妇带来麻烦。这就给孕妇出了一道难题:若用药,药物可能会对胎儿有影响;若不用药,病情可能会加重。

为了避免这种情况出现,准备怀孕的女性最好提前一年做必要的牙科检查。若有智齿,最好提前拔除。如果智齿发病,孕妇可在医生的指导下用一些比较安全的药物,也可每日用浓度为 1% ~ 3% 的过氧化氢溶液及生理盐水冲洗软组织和牙齿间的空隙,然后点入浓度为 3% 的碘甘油,并用过氧化氢加两倍的水稀释后含漱,最后用淡盐水漱口缓解炎症,进行局部治疗。

20. 牙齿撞伤后怎么办?

牙齿撞伤了该怎么办?这需要根据具体情况做进一步处理。

1. 轻度

如果是牙冠的一小部分折断,受损的牙齿没有任何感觉,那么通常不需要做特殊处理。如果患者觉得折断部分粗糙,可请牙科医生将边缘磨圆钝。如果受损的牙齿影响美观,患者可选择做树脂修复或者贴面修复。

2. 中度

如果牙冠折断较多,使牙本质暴露,受损牙就会对冷、热、酸、

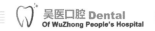

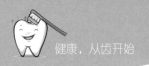
甜等刺激敏感从而出现疼痛。这时候患者尽可能不要用冷热刺激，要到医院进行脱敏处理。

3. 重度

如果牙冠折断得更多，使牙髓（牙神经）组织暴露出来，牙齿就会发生出血现象，并且很可能引起急性牙髓炎。这时候，患者要尽快去医院处理，尽可能保留牙髓组织，之后再进行美容修复。

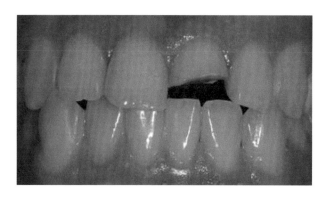

4. 脱落

如果前牙脱落，患者要尽快找到前牙，用清水冲干净，放在舌下或者放在牛奶中，并尽快前往医院进行再植。时间越短，再植成活的可能性就越大。千万不要用纸巾或者干燥毛巾包裹，否则脱落的牙齿就完全不能再植了。

21. 面瘫很可怕吗？

面瘫大体上分为两大类：一类是中枢性面瘫，另一类是周围性面神经炎，也称贝尔面瘫。对年轻人而言，所得的面瘫基本上都是贝尔面瘫（当然也有少数是由其他原因导致的，这需要医生明确诊断）。虽然贝尔面瘫看起来很严重（脸部肌肉不受控制，嘴角歪斜，眼睑

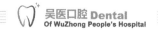

无法闭合，患者无法皱眉等），会给病人造成很大的心理压力，但是其实这个病挺普通（发病率在万分之一左右），而且是一种自限性疾病（疾病在发展到一定程度后可能自动停止，之后患者能逐渐恢复正常）。通常面瘫的预后较好。不过，发生面瘫时，患者还是要及时就医。

22. 什么是危险三角区？

危险三角区是在人的面部，以鼻梁骨的根部为顶点，以两口角的连线为底边的一个等腰三角形区域。它包括了上下唇、鼻子以及鼻翼两侧的主要面前器官。

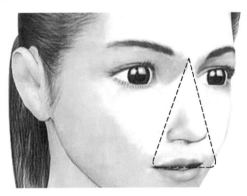

危险三角区之所以危险，首先是因为这个区域的血液供应特别丰富。供应面部的动脉血经新陈代谢后变成静脉血。面部的静脉血主要通过面前静脉、面后静脉、上颌静脉、眼静脉注入颈内静脉流回心脏。这些静脉在面部互有分支，形成致密的血管网，相互沟通。面前静脉在眼的内眦部与眼静脉沟通，面后静脉在翼外肌的深处通过上颌静脉起始部的翼丛和面前静脉相通。而眼静脉和翼丛又直接和颅内毛细血管网组成的网状结构——海绵窦相通。其次是因为面部静脉血管

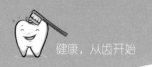

与身体其他部位的静脉血管相比，还缺少一种防止血液倒流的装置——静脉瓣。

危险三角区内一旦发生感染，很容易导致炎症在整个面部发生扩散。如果带菌的血液发生倒流注入颅内，就会引起颅内感染，危及生命。

所以，三角区内的疖肿是千万不能够用手去挤压的！

23. 三叉神经痛是一种什么痛？

三叉神经痛是最常见的一种颅神经疾病，多发生于中老年人，且女性略多于男性，右侧多于左侧。该疾病的特点是：在头面部三叉神经分布区域内，发病有骤发、骤停等特点，疼痛感为闪电样、刀割样、烧灼样、顽固性、难以忍受的剧烈性疼痛。三叉神经痛患者在说话、洗脸、刷牙或走路，甚至微风拂面时都会出现阵发性剧烈疼痛。疼痛通常历时数秒或数分钟，呈周期性发作患者在发作间歇期同正常人一样。该病由于没有一种药物能够根治，因此严重影响患者的日常生活。

三叉神经痛分为原发性三叉神经痛和继发性三叉神经痛两种。继发性三叉神经痛包括颅内占位性病变、血管畸形、动脉瘤压迫等，原发性三叉神经痛的病因及发病机制至今尚无明确的定论。三叉神经痛发作时，疼痛侧面部可呈现痉挛，即"痛性痉挛"。患者常突然停止说话、进食等活动，皱眉咬牙，张口掩目，或用手掌用力揉搓颜面，以致局部皮肤粗糙增厚、眉毛脱落、结膜充血、流泪及流涎，呈现出精神紧张、焦虑的表情。

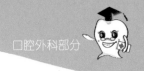

24. 三叉神经痛有治疗的方法吗?

三叉神经痛的常规治疗方法有以下几种。

1. 药物治疗

卡马西平是常用药,对70%的患者有效,但对肝肾损害大,不宜长期服用。还有30%的患者不能耐受其嗜睡、眩晕、消化道不适等副作用。服用卡马西平需要在专业医师指导下进行。患者亦可选用副作用较小的奥卡西平替代。临床上也有用氯硝基安定、山莨菪碱、维生素B1、激素等药物做辅助治疗。

2. 封闭治疗

封闭治疗是指用某种化学药物(如无水酒精或甘油)直接注射于受累的三叉神经周围支、神经干或半月神经节内,使注射部位神经组织发生凝固性坏死,阻滞神经的传导功能,致使该神经分布区域感觉丧失,从而达到止痛的目的。

3. 射频治疗

射频治疗是指在X射线或CT引导下将射频针电极插入半月神经节内,通电后逐渐加热至65℃~75℃,对靶点进行毁损(持续时间60秒)。射频治疗适用于高龄、不能或拒绝开颅手术的患者。射频治疗的禁忌证为:面部感染患者,肿瘤压迫性三叉神经痛患者,严重高血压、冠心病、肝肾功能损害患者,凝血功能障碍患者。射频治疗术后并发症主要有面部感觉障碍、眼部损害、三叉神经运动支损害、带状疱疹、颈内动脉损伤、脑脊液漏等,发生率为17%。

4. 手术治疗

治疗三叉神经痛还可以采取外科手术的方法,如三叉神经微血管

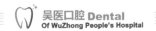

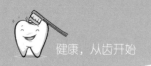
减压术、三叉神经周围支切断术、内镜辅助下显微血管减压术等。

25. 口腔科也看肿瘤吗?

其实，口腔颌面部肿瘤的发病率已经上升到了全球第六位。每年大约有63万名患者被诊断为口腔颌面部肿瘤。每年有超过25万人死于此类疾病。发病率和死亡率都让人触目惊心。

那么，如何降低口腔颌面部肿瘤发生的风险呢?

最有效的一种方法就是不吸烟。另外，过度酗酒会提高口腔颌面部肿瘤的发病率，因此，不过度酗酒也是降低口腔颌面部肿瘤发生风险的方法。

我们还要积极控制其他各种因素来维护健康:

(1) 减少对口腔黏膜的刺激。要及时处理残根、残冠、错位牙，去除不良修复体、不良的局部和全口义齿。

(2) 日光照射要适度。要避免长期受大量日光照射，以减少唇部肿瘤的发生概率。

(3) 注意合理饮食。在饮食方面，要减少致癌物的摄入（不新鲜的蔬菜、烧烤制品等都可能产生致癌物）。还要注意营养与肿瘤的关系。口腔癌发生与缺乏维生素 A 和 B 有关。

(4) 增强放射线防护。一般情况下，医疗行业接触放射线的概率较大，因此，增强放射线防护可减小医务人员的致癌风险。加强日常锻炼、调节生活方式、养成健康的生活习惯是预防肿瘤的最简单的方法。

(5) 了解身体发出的信息: 许多时候，口腔颌面部肿瘤并没有明显的症状，在癌前病变早期不一定造成机体损伤。所以，我们要随

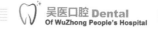

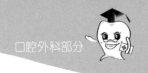

时保持警惕，密切关注口腔问题。如果口腔黏膜损伤经久不愈，时间长达1到2个月，特别是有吸烟史的患者，更要小心。

颌面部肿瘤症状常见的有吞咽疼痛或者吞咽困难，面部、舌头、唇部、下巴等部位麻木，发音质量改变，颈部肿胀等。

26. 什么是颞下颌关节紊乱？

颞下颌关节紊乱是口腔颌面部常见病之一。此病症好发于青壮年，并且女性发病率较高。当你有下列症状时，就应警惕是否患上颞下颌关节紊乱了。

（1）颌关节疼痛。一般情况下，关节是不会无原因疼痛的。关节紊乱时的疼痛早上起床时不明显，会随着日常活动及进食慢慢加重，重者会伴有牙疼、头痛。

（2）关节功能异常。比如开口过大或过小，张口闭口时突然"卡住"了，或者张口时口角明显是歪的，这些都属于关节功能异常。

（3）关节异响。在张口或者闭口时自己突然会听到"咯噔"的声音。

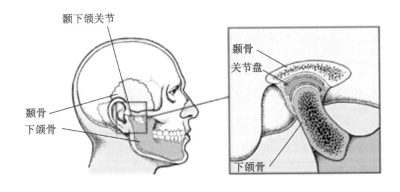

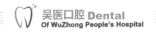

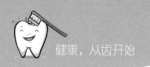
27. 导致颞下颌关节紊乱的因素有哪些？

导致颞下颌关节紊乱的因素有以下几种：

（1）咬合因素。牙齿过度磨损、磨牙缺失太多、不良的假牙、近期看牙时进行不良修复或𬌗垫过高使𬌗间距离增大等，都可使关节内部结构失去平衡，导致颞下颌关节紊乱。

（2）创伤因素。夜间磨牙、喜欢咬硬物、长期嚼口香糖、脸部受到寒冷刺激、与人打架伤到脸、去美容院进行美容导致微小创伤、突然咬硬物或者打哈欠时张口过大等都可以导致关节劳损和挫伤、咀嚼肌功能失调，从而诱发颞下颌关节紊乱。

（3）其他因素。精神过于紧张、性情急躁、情绪激动等也容易诱发颞下颌关节紊乱。

28. 患了颞下颌关节紊乱，有什么好办法吗？

患了颞下颌关节紊乱后，应先查找病因。

患者须改正不良生活习惯，学会放松，若过度紧张，可辅以药物治疗。在饮食上应吃软一点的食物，最好不要嚼口香糖。夜晚磨牙厉害者可戴夜磨牙𬌗垫睡觉。如果发病，患者应该尽早去医院就诊。关节疼痛者可遵医嘱服用止痛药，还可行利多卡因关节腔封闭注射。

患者早期可选择保守治疗。但如果病情发展成骨关节病，严重影响生活，患者就要进行手术治疗。

一般来说，颞下颌关节紊乱具有一定的自限性，无休止地发展直至无法张口的情况比较少见。功能性锻炼比如热敷、理疗对于症状的

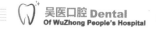

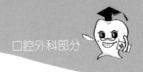

缓解有很好的效果。

29. 颌面部骨折该怎么办?

如果意外受伤的不仅仅是牙齿,还有颌面部或口腔创伤(比如,上下颌骨、眼眶骨折和面部撕裂伤),患者就应及时去医院,寻求口腔颌面外科医生的帮助。

虽然治疗是医生的事,但患者还是需要对基本流程有所了解。

颌面部骨折包括上、下颌骨和腭部、眼窝的骨折及这些部位的复合性骨折。这些损伤会影响视力、呼吸、说话和吞咽功能。患者往往需要住院治疗。面部骨折的治疗原则与四肢骨折的治疗原则相似。骨折断端须对准并复位,且需足够的时间静养。痊愈的时间取决于患者的年龄与骨折的复杂程度,通常需要至少6周。颌面部骨折的情况复杂且广泛。其复位技术的选择取决于骨折的位置及严重程度。例如,对于上、下颌骨的骨折,医生会在牙齿间使用金属弓丝或橡皮圈将断端固定在一起。对于牙齿很少或无牙颌患者,医生会用义齿或特制的夹板固定骨折断端。颌面部骨折患者经常有别的部位损伤,因此口腔颌面外科医生通常需要和其他科医生协作治疗。

在治疗期间,颌骨的骨折断端被连起来之前,口腔颌面外科医生会下流食医嘱,帮助患者保持良好的身体状况,以利于骨折的恢复。在出院后,医生也会给出下一步颌面部及口腔的护理方案。

不是所有颌面部损伤的范围都很广泛,但情况几乎都是复杂的,因为颌面部的功能关系到整个机体的功能,包括呼吸、吃饭、说话和视力。在修复复杂颌面部骨折时,咬合关系的恢复是整个治疗的重点和灵魂。

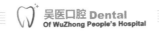

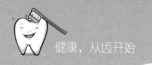

虽然受伤后可以找医生治疗，但预防才是最好的方法。我们提倡乘车时使用安全带，运动时使用恰当的面罩、头盔和运动牙套，以防止颌面部损伤。

30. 舌系带短会影响发音吗？

若舌系带短，不仅下门牙会产生缝隙，下前牙会倾斜，舌系带还会与下前牙摩擦，反复引起溃疡。同时，舌系带短还会导致舌头无法正常卷曲，发卷舌音不清晰，比如将"狮子"说成"斯子"。

31. 哪些舌系带问题需要手术修整？

舌系带过短会引发很多问题，那么哪些舌系带问题需要进行手术呢？婴儿出生后，如果舌系带过短，会影响吮乳动作，或在下前乳牙萌出后，舌系带会与下前牙摩擦而反复引起溃疡。此时婴儿就需修整舌系带。另外，如果舌系带过短引起发音问题、咀嚼或吞咽异常、下前牙排列异常，影响下颌骨发育等，患者就需要通过手术修整舌系带。

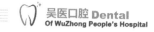

口腔内科部分

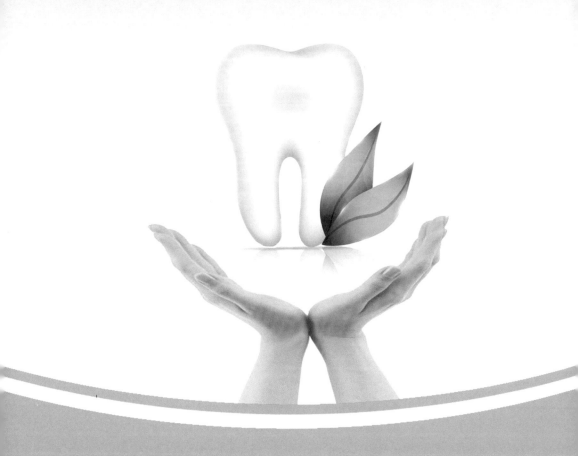

1. 牙齿为什么会变黑?

若你发现牙齿变黑了，不要着急，首先要确定牙齿变黑的原因是什么。牙齿变黑最常见的原因有两种：龋齿和色素牙。

龋齿，俗称蛀牙，是口腔科常见病、多发病之一，亦是儿童常见病防治重点之一。其病变好发于能看得见的后面磨牙的沟窝以及看不见的牙齿邻接面、前牙唇面及磨牙的颊颈部。

色素牙形成的原因是烟、茶、咖啡等附着于牙齿表面，在牙面上形成黄褐色或黑色的斑块。有的色素牙是人小时候服用过多的四环素药物造成的，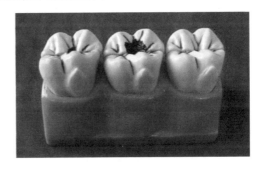呈灰、黄或棕色。还有一种色素牙是人在牙齿发育钙化期间长时间饮用了氟含量过高的水所致，叫作氟斑牙。

2. 什么是蛀牙?蛀牙有什么危害?

蛀牙是由细菌引起的牙齿的慢性破坏性疾病，如果不及时治疗，通常会发展成牙髓病、根尖周病，引起不同程度的疼痛，最终导致牙齿缺失。蛀牙会影响患者的食欲、咀嚼能力和消化能力，甚至影响年幼患者的生长发育。蛀牙也有深浅之分。根据蛀牙的深度，蛀牙可分为浅龋、中龋、深龋。浅龋患者一般没有感觉。中龋患者吃冷、甜、酸食物时大多会有酸痛感。深龋患者会有冷热敏感疼痛，而且嵌塞痛

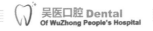

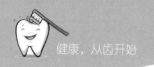
明显。如果你的牙齿夜间疼痛了，或者没有任何动作也会疼痛很久，口腔 X 射线胶片显示蛀牙的位置已经接近牙神经或穿通牙神经了，那么你的情况已经不属于龋齿范畴了，直接上升为牙髓炎，甚至根尖周病，并可引起全身疾患。因此，蛀牙最好尽早治疗，这样可节约时间、费用，并且减轻疼痛。想要早期发现蛀牙，每三个月或半年定期做口腔检查是一个不错的办法。

3. 为什么会有蛀牙？

蛀牙的发病原因较复杂：首先，口腔内有致龋细菌（每个人的口腔内都会有常驻菌群）。其次，口腔内具备细菌代谢的底物（平时饮食中的糖分）。让糖类接触牙齿的时间尽可能短，消除细菌生存致龋的环境，才能避免蛀牙的产生。除此之外，蛀牙还与牙齿的抗病能力、牙体的位置和形状有关。因此，我们应养成早晚刷牙的好习惯。

4. 长了蛀牙该怎么办？

蛀牙是可以治疗的。蛀牙的严重程度不同，治疗方式也不同。蛀牙早期患者没有疼痛反应，仅发现牙齿色泽的改变；后期遇冷热酸甜刺激时患者会有牙齿酸痛感，通常会发现牙齿上有洞。这时候因为蛀牙还没有伤及牙神经，所以治疗方法很简单：去除污染物质—消毒—充填材料—结束。当蛀牙进一步发展，伤及牙神经时，就会引发牙髓炎，这时，除了冷热酸甜刺激引起的疼痛外，严重的自发性疼痛也会出现。当蛀牙更进一步发展，引发根尖周炎时，冷热酸甜刺激引起的疼痛会消失，咀嚼痛会出现，严重的患者甚至会出现面部肿痛。这两

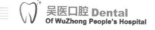

种情况需要极其复杂的根管治疗和冠修复治疗。如果蛀牙已经导致牙齿崩坏，很可能就结束了这颗牙齿的寿命，最终这颗牙就只能被拔除了。

所以，患者一旦发现有蛀牙，要及时就医。

5. 补牙有哪些材料？

补牙材料大致可以分为金属材料和非金属材料两大类，其各有优缺点。患者除了听从医生的意见外，也可以根据自己的情况进行选择。

1. 银汞合金

银汞合金的优点在于，它具有较高的抗压强度，能经受咀嚼摩擦，而且性能稳定。缺点是颜色呈银灰色，与天然牙色泽相差很大，影响美观。银汞合金多用于后牙的修补。

2. 玻璃离子水门汀

玻璃离子水门汀的优点在于，它是一种高分子材料，色泽与天然牙接近，但不像牙齿般通透，能释放出氟化物，防止物料与牙齿连接处产生蛀牙体。玻璃离子水门汀与牙齿的黏结性强，在使用中无须过多地磨除牙。缺点是它的抗压性和耐磨性不及银汞合金好，使用时间也不及银汞合金长。

3. 光固化树脂材料

光固化树脂材料的优点在于，操作方法简单，牙体磨切少、耐磨、美观、舒适，可以做到与自然牙颜色尽可

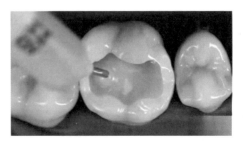

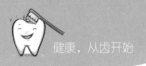
能接近，多用于前牙的美容修复，是一种比较理想的补牙材料。缺点是操作比较复杂，对口腔内隔湿要求高。

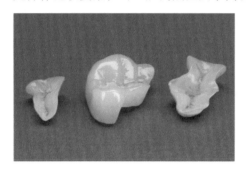

4. 嵌体

区别于前面几种补牙材料，嵌体需要嵌入牙体缺损部分，以恢复牙齿外形和功能。需要"量牙定做"。这种修复手段比传统的充填治疗有很多优势。医生会根据牙齿缺损情况，判断是否适用嵌体修复。

6. 我没有蛀牙，但医生为什么还要我补牙？

有一种牙齿的损伤叫作楔状缺损，是一种很容易被人忽视的牙齿慢性损伤，因为发生的位置比较隐匿，如发生在牙颈部，通常不敏感或不疼痛时，很难被发现。楔状缺损一般是由长期不正确的刷牙方式（横着像切割牙齿一样刷牙）引起的。类似于补牙，医生通常采用充填方法治疗楔状缺损。楔状缺损一旦引

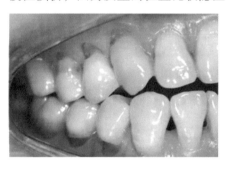

起疼痛，治疗起来就比较麻烦。在这种情况下，牙神经通常已被感染，且牙齿还有发生断裂的风险。所以，一旦牙医告诉你有楔状缺损，请尽快治疗。

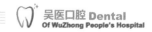

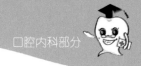

7. 补牙后要注意什么？

一般来说，补牙后两小时以内最好不要用刚补好的牙吃东西，因为大多数补牙材料完全固化需要 24 小时，否则，可能造成充填物松动、部分崩折、继发龋等。

8. 为什么补牙后牙齿更疼了？

补牙以后，如果你在吃过冷或过热的东西时疼痛，就要注意观察。如果疼痛不厉害，而且疼痛的程度有明显减轻，你就可以不理会；如果疼痛逐渐加重且不能缓解，就说明很可能出现了牙髓炎或根尖周炎，这时你应当及时到医院接受治疗。

补牙以后出现牙周疼痛，比如咬东西时钝痛，不咬时不痛，而且与吃冷热食物无关，可能是因为补牙材料过高导致牙齿早接触而引起牙周创伤，或者某些药物引起牙龈炎。补牙后出现持续性钝痛，疼痛的位置明确，咬东西时加重，而且与吃冷热食物无关，可能是因为补牙材料邻面未修整好，导致食物残渣堆积而引起牙龈炎。

9. 如何避免蛀牙的发生？

1. 维护牙齿的健康必须从儿童做起

儿童预防蛀牙不光要早晚认真刷牙，还要在牙齿发育过程中进行窝沟封闭治疗。窝沟封闭治疗是在不损伤牙体组织的前提下，将窝沟封闭材料涂布于窝沟上，形成一层保护性的屏障。这样能够阻止致龋

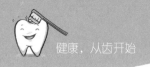
菌及酸性代谢产物对牙体的侵蚀，达到预防窝沟龋的目的。

2. 正确的刷牙方法

正确的刷牙方法为上下型的剔刷法：将牙刷毛的一侧放在要洗刷的唇颊面或舌腭面上，让刷毛的尖端朝向牙根，与牙齿长轴平行，紧贴牙龈，然后顺着牙间隙向咬合面方向用剔刷动作刷去污物。洗刷咬合面时，可将刷毛紧压咬合面，然后采用前后拉动方式。

我们提倡早晚刷牙，饭后漱口。特别是睡前刷牙，其意义更大。

10. 色素牙严重吗?牙齿还能变回原来的颜色吗?

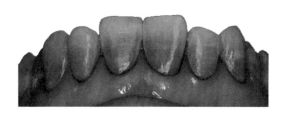

色素牙根据着色原因分为以下两种。

1. 内源性色素牙

内源性色素牙的形成主要是因为在牙齿生长发育期间，人过量摄入了某些物质，从而导致色素沉淀在牙齿的内部。例如，服用过多的四环素药物、长期饮用氟含量过高的饮用水、长期使用含氟牙膏刷牙等都会导致内源性色素牙。常见内源性色素牙有四环素牙、氟斑牙等。另外，牙髓坏死后，细菌分解牙髓的代谢物以及牙齿本身的脱水也会让牙齿变色。对于该类色素牙，若要美白，则需要借助医疗牙齿美白技术或牙齿美容修复技术，如冷光美白、瓷贴面修复、牙冠修复等。

2. 外源性色素牙

外源性色素牙的形成主要是因为进入口腔的色素或口腔内的细菌腐蚀食物产生的色素沉着在牙齿的表面，使得牙齿原来的颜色被遮

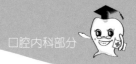
盖。如长期吸烟、喝茶、喝咖啡、嚼槟榔等都会导致色素或多或少残留在口腔内。色素随着唾液移动，继而附着、沉积在牙齿的表面，成为牙结石的一部分。常见的该类色素牙有黄牙、烟渍牙、茶渍牙等。想要预防这类色素沉着，可以加强日常的口腔清洁，另外一定要养成早晚认真刷牙的良好习惯。但是，我们的牙齿每天都需要接触食物，所以难免会有漏网之"鱼"残留在口腔内，而且这些残留物会逐渐积聚成牙结石，牢牢地附着在牙齿的表面。如果想要祛除牙结石，还牙齿一个"清白"，那就需要洗牙！

11. 儿童蛀牙为什么要及时治疗？

儿童的乳牙有了蛀牙后，若不及时治疗，蛀牙就很容易引发牙髓炎。由于儿童乳牙的牙根根尖孔特别宽大，很多脓液和感染细菌容易在牙根聚集，并慢慢扩散到牙根外，可能使恒牙遭受感染。恒牙一旦遭受感染，最后会引发釉质发育不全等疾病。除了影响恒牙的发育外，儿童蛀牙不及时治疗，还会导致乳牙早脱。牙齿发育都是有顺序的。某颗乳牙提前缺失，就会有某颗别的牙提前发育。

12. 父母如何帮助孩子保护牙齿？

孩子在6个月左右时开始长乳牙。这时，父母可以在孩子进食之后，用干净的湿纱布将其牙齿周围及口腔内的食物残渣清理干净。这样做一方面能减少细菌侵袭牙齿的机会，另一方面可以使孩子养成让大人帮他清洁口腔的卫生习惯。父母应避免让孩子含着奶瓶睡觉。

1岁半到2岁半时，孩子的乳磨牙陆续长出。父母可尝试用儿童

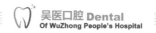

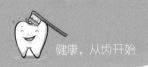
牙刷帮孩子刷牙：在光线充足的地方，让孩子躺平，不用牙膏，只用牙刷将其牙齿的外面、里面及咬合面刷干净即可。牙缝较紧时，除了刷牙外，父母还应该用牙线清除夹在牙缝里的脏东西。对这个年纪的孩子，父母可以试着带他去医院检查牙齿。对 1 岁以上的孩子，应减少夜间喂奶的次数，逐步过渡到夜间不喂奶。2 ~ 2.5 岁孩子的乳牙基本上完全萌出。这个年龄的孩子应适时停用奶瓶，改用杯子喝水和饮奶，因为过度使用奶瓶对口腔健康不利。

对 3 岁以前的孩子，父母可让他把头枕在自己的腿上，然后坐着持牙刷帮他刷牙。孩子 3 岁以后，父母可站在孩子的后面，以左手撑住孩子的头部，并顺便拉开他的脸颊，这时孩子的头部也稍向上仰，父母即可右手持牙刷伸入孩子口内帮他刷牙。

对 3 至 6 岁的孩子，父母可开始教他转圈式前后刷牙的方式，并要强调不可只刷牙齿外侧，内侧和咬合面也要刷，且刷牙要按照顺序刷，以免有一些牙齿没有被刷到。由于学龄前的儿童很难自己刷得很好，父母一定要监督检查，必要时帮孩子再刷一次。当孩子已会将含在口中的水吐出来时，就可以用含氟牙膏来刷牙了，因为牙膏中的氟有预防蛀牙的效果。

孩子上小学之后，父母可根据孩子的领悟能力和手的灵巧程度，适时教给孩子成年人的正确刷牙方式——水平颤动结合竖刷法。这时父母仍应经常帮孩子检查牙齿是否已刷干净。

13. 如何选择儿童牙刷？

儿童应选用刷头小的软毛牙刷。软毛一般不会对牙齿及牙龈造成伤害。刷头小的牙刷操作比较灵活，在后牙及舌侧的清洁效果比较

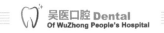

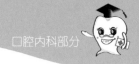

好。牙刷如果出现倒毛分岔，就应该及时更换，即使没出现，也应该2～3个月定期更换。

14. 儿童刷牙为什么要选择儿童牙膏？

儿童因为对刷牙还不熟练，会有误吞牙膏的可能性。儿童牙膏含氟量少，不会造成儿童稚嫩的乳牙变成氟斑牙。同时，儿童还要尽量做到晚上刷牙后不吃东西。不喝饮料等。

15. 儿童什么时候需要做窝沟封闭？

做窝沟封闭的最佳时机是牙冠完全萌出、龋齿尚未发生的时候。一般来说，儿童可在 3～5 岁、6～8 岁、11～13 岁时分别做乳磨牙、第一恒磨牙、第二恒磨牙的窝沟封闭，以预防龋齿。是否需要做窝沟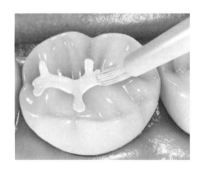封闭主要看牙齿自身的条件。如果咬合面的窝沟深，容易藏污纳垢，儿童就需要做窝沟封闭。

16. 什么是根管治疗？

根管治疗是能保存牙齿的一种治疗方法，不是拔牙。根管治疗术的原理是通过机械和化学方法去除根管内的大部分感染物，并通过充填根管、封闭冠部，防止发生根尖周病变或促进已经发生的根尖周病

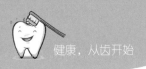
变愈合。根管治疗是目前国际公认的治疗牙髓病和根尖周病的有效方法，大大提高了牙齿的保存概率，能帮助牙齿尽快恢复功能。

17. 根管治疗完成后还要做牙套吗？

一般做完根管治疗后，医生会建议患者做牙套以保护患牙。牙套能很好地保护剩余的牙体组织，防止牙齿劈裂，帮助牙齿恢复正常的咀嚼功能。因此，做完根管治疗后用牙套把牙齿保护起来才是最好的治疗方案。

18. 为什么根管治疗后的牙齿容易发生劈裂？

根管治疗后的牙齿容易发生劈裂主要有两个方面的原因。

（1）由于患有牙髓炎、根尖周炎等疾病而须行根管治疗的牙齿的多数牙体组织已经被破坏，剩余牙体组织量较少，因此抵抗力下降。

（2）经过根管治疗后，牙齿失去了来自牙髓的营养供应，脆性增加。

做完根管治疗后及时戴上牙套即可大大减小牙齿发生劈裂的风险，最终达到保留牙齿的目的。

19. 刷牙时牙龈总是出血，到底是怎么回事？

许多人在生活中常遇到这样的困扰：一刷牙就满嘴血沫，咬一口苹果也会留下一个血牙印，平时口腔中常有股怪味道，可是口中并没

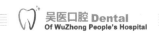

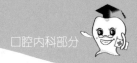

有十分疼痛的感觉，牙齿似乎也没有什么问题。这到底是怎么回事呢？

牙龈出血说明牙龈有炎症了。牙刷无法清洁的地方，牙龈上的牙结石和污垢会慢慢通过牙龈和牙齿之间的缝隙进入龈下，成为细菌滋生的温床，从而导致牙龈发炎而出血。牙龈出血的根本原因是牙龈发生轻微萎缩。牙龈出血如果不及时治疗，就很容易发展成比较严重的牙龈炎甚至牙周病。

20. 为什么牙龈会出血？

牙龈出血只是许多疾病的症状之一，而不是一种疾病。牙龈出血的原因很多，可分为局部性和全身性两种。局部性原因引起的牙龈出血常见于牙龈炎和牙周炎患者。此外，残冠、假牙不合适、食物嵌塞等都可造成局部性牙龈出血。还有一部分牙龈出血是由全身性疾病（如白血病、血友病、血小板减少性紫癜、再生障碍性贫血等）引起的。患者常因牙龈出血不止首先来口腔科就诊。

总之，我们对牙龈出血要高度重视，认真对待，必要时应该及时到医院检查、治疗。

21. 刷牙出血该如何预防和治疗呢？

该如何预防和治疗刷牙出血呢？

1. 要做好口腔的清洁

若牙龈出血，患者应及时到医院去除局部刺激因素，包括采用龈上洁治、龈下刮治去除牙菌斑或牙结石等致病因子。牙结石容易造成牙菌斑的堆积，引起牙龈炎、牙龈出血、牙周病，所以去除牙结石是

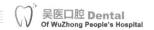

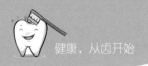
医疗行为。齿颈部、邻接面的结石被去除后，牙齿也会显得白一些。

2. 要补充营养

牙龈出血的原因很多，因此，患者必须查出病因，才能进行有效地防治。如果是因为缺乏维生素 C 而出血，那么除了在医生的指导下服用维生素 C 片剂外，在饮食上患者也要多注意补充富含维生素 C 的食物，多吃水果、蔬菜。如果是因为牙周炎而出血，那么患者需要在医生的指导下服用消炎药，并遵医嘱复诊，不能自己随便停药。

3. 要去除不良刺激

当患者有牙结石、咬合创伤和不良修复体等时，应进行牙周洁治，清除牙石，调整咬合关系，清除食物嵌塞，修改或更新假牙等修复体。

4. 要培养良好的口腔卫生习惯

每个人都应养成早晚正确刷牙的习惯，并合理使用牙线、牙签，定期检查牙周，增加蔬果摄入量等。

22. 什么是口腔溃疡？

口腔溃疡是出现在嘴唇、喉后或舌底的小的、白色或灰色的溃疡，边缘呈红色。口腔溃疡的确切病因不清楚，可能与免疫系统问题、细菌或病毒有关。女性更易发生口腔溃疡。

23. 哪些人容易得口腔溃疡？

有下列情形者更易得口腔溃疡：

（1）长时间受精神刺激、焦虑、憋屈生气、化疗、理疗、熬夜、

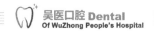

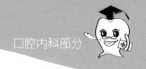

过度疲劳、久坐电脑旁（由于不活动，精神又紧张）等。

（2）经常吸烟、喝酒、喝饮料、吃辣椒等强刺激性食物。

（3）消化不良、胃炎、便秘。

（4）遗传因素。

（5）内分泌失调。有些女性在月经前会得口腔溃疡。

24. 得了口腔溃疡后疼痛难忍，怎么办？

口腔溃疡没有传染性，通常 1～2 周后自愈。非处方药膏和漱口水可以暂时缓解疼痛。在痊愈前，患者应远离热、辛辣或酸性的食物，因为这些食物可能会刺激溃疡。服用抗生素对治疗口腔溃疡是没有什么效果的。

25. 如何减少口腔溃疡的发作频率？

多锻炼身体、保持良好的情绪、克服不良习惯等都有利于降低口腔溃疡的发作频率。口腔溃疡的治疗方法虽然很多，但基本上都是对症治疗，目的主要是减轻疼痛或减少复发次数，并不能完全控制复发。所以，预防此病的复发更为重要。

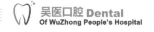

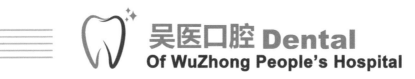

口腔修复部分

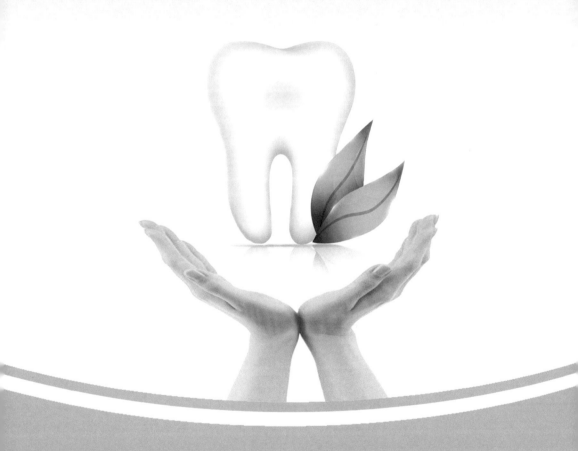

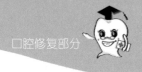

1. 智齿拔除后要不要镶牙？

智齿拔除后是不需要镶牙的，因为拔牙后的牙槽窝会被骨头和软组织慢慢填平，只是需要较长时间，一般三个月。其间患者要保持口腔卫生，防止食物停留在牙槽窝里。

2. 发音不清、异物感强，是因为义齿没做好吗？

义齿就是人们常说的假牙。异物感和发音不清是由于义齿的基托部分占据了口腔内的一定空间。尤其是全口牙齿均已缺失，且长期未进行义齿修复的患者，这种症状更明显。出现上述症状的患者不必紧张，因为经过一段适应期，症状就可以消失，适应时间的长短因人而异。患者坚持使用义齿一段时间后，若仍有明显上述症状，应该复诊检查是否存在义齿制作方面的问题，例如基托是否需调改等。

3. 可以在路边摆摊的游医处镶牙吗？

这里须提醒患者，那些到处摆摊的游医大多是没有行医资格的，且他们使用的医疗器械也没有经过严格的消毒，存在极大的安全隐患。若有口腔问题，患者一定要到正规医疗机构进行检查和治疗。

4. 活动假牙是否应该全天戴用？

活动假牙不应该全天戴用。如果你戴用了活动假牙，临睡前应将

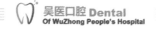

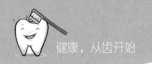

其取下并刷洗干净，然后放在冷水中保存。临睡前取下活动假牙是为了使口腔组织得到休息，避免夜间睡眠期间误吞假牙。

5. 青少年能做固定义齿修复吗？

未成年人不能做固定义齿修复，可以使用间隙保持器，保证缺失牙两边的牙齿不发生移位。年满 18 岁后就可以行固定义齿修复了。

6. 缺一两颗牙无所谓，不用镶牙，对吗？

每颗牙齿都有相应的功能，无论缺少哪颗牙齿，都会影响相应的咀嚼功能。比如前牙的主要功能是切割食物，尖牙的主要作用是撕裂食物，后磨牙的主要功能是将食物研磨细碎。如果个别牙齿缺失后不及时修复，将会造成缺失牙两边的邻牙向缺牙间隙倾斜移位，使缺牙间隙变小，而缺失牙的对颌牙会向缺牙处伸长。长此以往，在咀嚼过程中，牙齿咬合时会互相干扰，导致咬合关系紊乱，咀嚼功能减弱，从而影响食物的消化吸收，造成颞颌关节的损伤，另外还会造成食物嵌塞、牙缝变大、牙周炎症等很多不良后果。所以，如果牙齿缺失了，患者就一定要及时镶上假牙。

7. 活动假牙坏了能修理吗？

可摘性局部义齿（俗称"活动假牙"）损坏的机会比较多，如基托折裂、折断，卡环松动、脱落，假牙脱落，假牙基托与牙床不密合

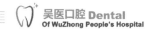

等。如果旧假牙没有大问题，患者戴着感觉良好，一般就不必重做。原假牙经过适当修理后可以继续使用。如果卡环坏了，患者可请医生再弯制一个。若旁边的邻牙少了（如被拔掉），形成新的缺隙，患者可请医生在原假牙上增添卡环和人工牙，进行修补，以恢复假牙的固位功能。外力作用造成活动假牙折断后，若假牙的断面完整，可严密对合，基托与牙槽嵴贴合而无间隙，患者可将折断的假牙交由医生重新"接"好。

8. 重做假牙前，为什么要将原来的假牙停用几天?

由于长期戴用假牙，黏膜上形成了压痕，还常伴有红肿的现象。如果这时进行新假牙的制取印模，得到的模型就不准确，会影响假牙制作的精确性。因此，重做假牙前应停戴旧假牙。待黏膜上的压痕消失、红肿消退后，患者才可请医生重做假牙。

9. 假牙应该怎么清洗消毒?

假牙塑料基托的成分为聚甲基丙烯酸甲酯。普通消毒液会使塑料基托表面产生牙裂或微细裂纹，从而降低塑料的强度，造成假牙受损腐蚀或加速老化。因此患者不可以用一些家用的消毒剂（如"84"、酒精）对假牙进行浸泡。另外，活动假牙也不能用开水烫洗消毒，因为活动假牙的塑料部件在高温下会变形。

清洗假牙的方法有机械法和化学法两种。机械法是指用牙刷、牙膏及牙粉洗刷，用超声波洗涤等。化学法是指用各种专门的洗涤液、消毒剂和酶制品等清洗。

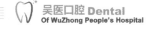

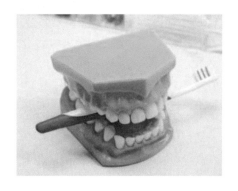

患者可自行取下活动假牙进行清洁。取牙、上牙和刷牙时，不可用力太猛，以免造成假牙卡环的折断、变形。而且洗刷假牙不能用坚硬毛刷，以免损伤表面结构。可以用专用消毒液对假牙消毒。

10. 嘴里一颗牙都没了，假牙还能戴得住吗？

当牙齿全部缺失以后，假牙是否可以戴住与患者的缺牙原因、缺牙时间、旧假牙的戴用情况以及口腔内牙槽骨的丰满程度、黏膜的厚度、唾液的质与量等诸多因素有关。如果患者缺牙时间较短，没有戴用不良的假牙，牙槽骨较丰满，黏膜厚度适中，唾液量较多且质较黏，那么全口假牙是可以戴得住的。但是很少有人具备上述所有条件。全口假牙在开始使用时固位效果较差，因此，患者需要在医生指导下耐心练习，逐步掌握正确的使用方法。

11. 镶牙后口腔内有异味是怎么回事？

固定假牙不能取下清洗，且假牙的特殊设计使假牙的位置容易有食物嵌塞，会引起口臭。因此患者要注意口腔卫生，坚持早晚刷牙，饭后漱口。也可以去医院检查一下，排除口内有蛀牙，并通过全面彻底的洁治（洗牙）去除口腔里的牙菌斑和牙结石，对假牙进行冲洗。

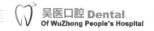

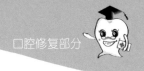

12. 戴活动假牙麻烦，所以要坚持装固定假牙吗？

选择何种修复方式应根据患者口腔条件、全身健康情况等综合考虑。虽然摘戴有不便之处，但是与固定假牙相比，活动假牙具有预备磨除牙体组织少、疗程短、易清洁、易更换等优点。固定假牙多需要磨除较多的健康牙体组织，疗程长，损坏后修理比较麻烦，尤其是当基牙是活髓牙时，基牙受过度刺激后可能会发生牙髓炎。

13. 制作印模时的恶心感怎样克服？

制作印模时的恶心感是由印模材料刺激软腭造成的，属正常的生理反应，患者不必因此惊慌紧张。医生会指导患者采取一些措施减轻恶心的程度，如可以迅速低头，用鼻深吸气，再用嘴深呼气，如此反复。对于较敏感的患者，医生可以在患者的咽部喷少量的表面麻醉剂。

14. 假牙有几种形式？

假牙有以下几种形式：

1. 活动假牙

活动假牙的适用范围广，单颗牙齿缺失、多颗牙齿缺失及全口牙齿缺失均可适用。同时，活动假牙制作简单，价格适宜，更符合大众的消费水平。另外，活动假牙患者可以自行摘脱，便于清洁。

局限性：由于活动假牙材料的局限性及口腔环境的特殊性，患者

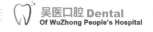

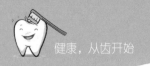

初戴活动假牙时会有异物感，需要适应一段时间。而且活动假牙咀嚼功能偏差，不能咀嚼过硬的食物。

2．固定假牙

固定假牙是患者不能自行取戴的一种修复体。医生利用缺牙区一侧或两侧的天然牙作为基牙，在基牙上做各种类型的固位体，在缺牙区做桥体，然后通过连接体将固位体与桥体连接成一个整体，最后用黏固剂固定在基牙上。

局限性：固定假牙仿真效果好，颜色逼真，较舒适。但固定假牙的适用范围偏窄，对患者口腔的基牙情况及身体健康状况有着较高的要求。同时固定假牙在制作过程中需要磨除一定的健康牙体组织，制作复杂，费用较高。

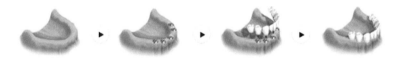

3．种植牙

种植牙是指通过医学方式，将与人体骨质兼容性高的纯钛金属经过精密的设计，制作成类似牙根的圆柱体或其他形状，以外科小手术的方式植入缺牙区的牙槽骨内，经过 1～3 个月后，当人工牙根与牙槽骨密合后，再在人工牙根上制作牙冠。

局限性：种植牙在功能和外观上几乎和自然牙一样，固位效果好，舒服方便，外形美观，可承受正常的咀嚼力量。种植牙对患者的身体健康状况有着严格的要求。是否进行种植修复，必须由医生审慎评估之后再决定。

种植牙是目前很有优势的镶牙技术。种植牙具有使用持久、坚固耐用、对口腔无害等优势，为越来越多的人所接受。

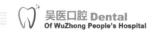

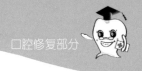

15．拔牙后多久可以镶牙？

一般拔牙两个月后患者可镶活动假牙，三个月后可镶固定假牙，半年后才能种植牙。但如果余留牙所剩无几，且有伸长或松动，而患者又不愿在短期内全部拔除的话，患者可在拔牙后 1～2 周镶过渡性活动假牙，以减轻余留牙的负担，减缓其脱落的时间。但过早镶牙常因牙槽骨的变化而导致假牙在戴用一年半载后即松动不密合，需要重新制作。而拔牙后长期不镶牙则会导致余牙倾斜、咬合紊乱、颞颌关节病等问题。因此患者缺牙后应及时镶牙。

镶哪种假牙好呢？如果缺牙数目少，缺牙区前后都有稳固的余留牙，全身健康状况及经济条件许可的话，患者可考虑镶固定假牙。但如果缺牙数目多，特别是缺牙区后端无天然牙者，应考虑镶活动假牙。

16．镶全口假牙前，口里的残根都应该拔除吗？

残根容易感染，造成牙龈发炎，甚至化脓感染。另外，残根也会使假牙与牙龈不能很好地接触，造成假牙不稳定和容易嵌塞食物。所以，在修复治疗之前，患者需要先拔除残根。

17．只余留几颗牙时需要全部拔除后再镶牙吗？

口内余留的少量牙齿能否保留要由医生做口腔检查及辅助检查后决定。如果余留的牙齿健康、不松动，则应保留。如果余留的牙齿松

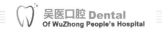

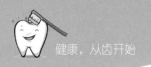
动明显，且 X 射线胶片显示牙槽骨吸收量超过根长的 2/3，则应拔除。未达到上述严重程度的松动牙，经有效治疗后应尽量保留。余留的牙根能否保留则要根据牙根缺损范围、根尖周组织的健康状况并结合治疗效果与镶牙的关系综合考虑。如果牙根稳固，且根周组织无明显病变或病变范围较小，那么进行根管治疗后牙根可保留。如果牙破坏程度大，缺损达龈下，根周组织病变范围大，治疗效果不佳，牙根就应拔除。

18. 活动假牙会变色吗？

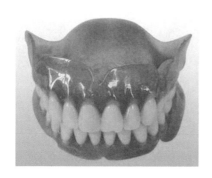

活动假牙使用久了会变色。活动假牙变色的原因通常有两种：一种是假牙材料老化，色泽改变，多见于塑料假牙。另一种是口腔内的色素沉积在假牙表面。

19. 为什么有时活动假牙越戴越松？

活动假牙戴用时间长了，会出现松动的迹象，这主要是因为活动假牙经过多次摘戴后，其金属卡环产生疲劳现象，弹性变差，发生变形，难以恢复到最初与基牙紧密贴合的位置，失去了卡抱固位作用。另外，随着假牙使用时间的增加、牙槽骨的吸收以及基托材料的磨耗，基托与黏膜、邻牙不再密合，会造成假牙松动和翘动。

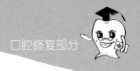

出现活动假牙松动时，患者不必着急，应及时到医院就诊。医生根据假牙变形、损耗程度进行必要的调整和处理后，多数假牙仍可使用。

20. 为什么固定假牙的修复费用较高？

相对于活动假牙来说，固定假牙的修复费用明显要高。医生要对缺失牙的位置、邻牙的情况做仔细检查，制订出合理的治疗计划。

固定假牙基本上选用金属（如钴铬合金、金合金、钛合金等）或瓷等成本较高、无刺激或刺激性小的材料。同时固定假牙的制作工艺较活动假牙的精细、复杂得多，耗时也较长。并且临床医生做基牙预备的过程也严格得多，耗时也长。

21. 各种烤瓷牙的优缺点各有哪些？

1. 镍铬合金烤瓷牙

缺点：由于镍元素的化学性质相对来说不是特别稳定，在复杂的口腔环境中，镍铬合金烤瓷牙暴露在口腔中的金属部分会慢慢地分解，并释放黑色的氧化物，导致局部牙龈组织被染色。镍元素对人体有致敏性，所以会引起一部分人的牙龈轻微发炎，导致烤瓷牙与牙龈接触的地方有轻微的红肿，影响美观；在少数情况下会引起全身过敏症状。镍铬合金烤瓷牙还存在在夜晚灯光环境下发青的问题。

优点：价格便宜。

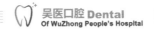

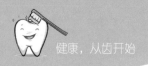

2. 钴铬合金烤瓷牙

缺点：钴铬合金烤瓷牙的色泽不是非常完美，不能让人满意。钴铬合金烤瓷牙对头部检查有着很大的影响。存在在夜晚灯光环境下发青的问题，也会引起金属过敏现象。

优点：钴铬合金烤瓷牙的耐腐蚀性能较镍铬合金烤瓷牙的好，并且金瓷结合良好；因为含有较多铬，其熔点较高；安全可靠，价格合理，性能稳定。

3. 纯钛烤瓷牙

缺点：纯钛烤瓷牙的色泽不是很完美，不能让对美观要求较高的人满意，且密合度一般。纯钛烤瓷牙存在在夜晚灯光环境下发青的问题。

优点：由于纯钛的生物相容性比较好，纯钛烤瓷牙在口腔里有较强的稳定性，不易氧化，对牙龈的刺激性小，可以避免牙龈染色和牙龈出血等刺激症状，且对磁共振检查的影响比较小。因为纯钛的硬度介于牙釉质与牙本质之间，所以纯钛烤瓷牙或嵌体的咬合面不会过多地磨损对颌天然牙。

4. 黄金烤瓷牙

缺点：黄金烤瓷牙价格偏高，重量较大，对基牙造成的负担较重；对于桥体的修复能力欠佳；对磁共振检查有影响。

优点：由于黄金的延展性很好，所以在所有烤瓷牙里，黄金烤瓷牙（特别是金沉积烤瓷牙）的密合性是最好的。而密合性是评判烤瓷牙品质优劣的第一标准。黄金色泽与牙本质色泽（牙齿内层的颜色）接近，使烤瓷牙看起来更为逼真美观（正常牙齿外面的釉质层透明度类似于烤瓷牙的瓷层透明度，釉质下的牙本质为淡黄色，黄金的颜色也是淡黄色，而其他金属内冠为黑色）。黄金是生物相容性最

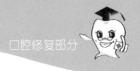

好的金属，是最早用于烤瓷牙的金属，因此黄金烤瓷牙一般不会引起牙龈发炎、颈缘发黑等问题。

5. 全瓷牙

缺点：因为瓷性材料韧性较金属材料的差，为了加强强度，全瓷牙一般做得稍厚，所以与镶金属烤瓷牙相比，镶全瓷牙时需要磨除的牙体组织量要多一些，对正常的基牙损伤也相对多一些。全瓷牙的价格相对一般烤瓷牙要贵一点。

优点：全瓷牙是一种最具美观效果的牙齿修复体，坚硬、耐磨、抗压强度大，外观自然纯真，晶莹剔透，色泽逼真，接近天然牙。全瓷牙的最大特点是不含有金属，对于某些对金属过敏的患者来说是比较合适的选择。全瓷牙没有金属内冠的阻透性，对 X 射线有透射性，对于需要做磁共振检查的患者来说是最佳的选择，因为在磁共振检查中，如果口腔内含有金属，会影响头颅组织系统的检查效果。患者在日后做头颅 CT、磁共振检查时不需要拆掉全瓷牙。全瓷牙有非常好的生物相容性和安全性能，对牙龈无刺激，一般不会引起牙龈退缩、牙龈发青、牙龈边黑、牙龈红肿等现象。全瓷牙无论是在灯光下还是在自然光线下都能保持自然色，具有很好的美观效果。

CAD/CAM 全瓷牙是运用计算机辅助设计和计算机辅助制造制作的口腔修复体，制作精确，强度高。其中的某些二氧化锆全瓷牙已经达到金属烤瓷牙的性能，使用寿命长。

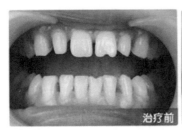
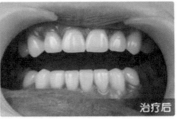
治疗前　治疗后

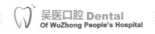

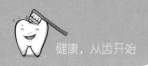

22. 做烤瓷牙修复一般需要就诊几次？

如果患者是由于颜色或者形态上的缺陷而要求做烤瓷牙修复，而牙齿本身健康状况良好，通常在第一次就诊时牙医会和患者根据情况共同选取适宜的牙齿颜色，制作临时牙冠。第二次就诊大概是在一个星期后，具体时间由假牙加工所需要的时间决定。就诊时，患者先试戴假牙，如果对各个方面如密合度、咬合关系、颜色等均满意，便可以让牙医黏固假牙。

如果牙齿有龋坏或牙体缺损，但尚未累及牙神经，患者就需要先进行牙体充填。如果充填物距离牙神经较远，患者就可以在充填完成后即刻进行烤瓷牙修复的牙体制备；如果充填物距离牙神经较近，患者就需要根据具体情况观察一段时间，并增加就诊次数。

如果牙齿有大面积龋坏、牙体缺损，已经波及牙神经或有根尖周病变，患者就需要先进行牙髓或根尖周治疗，待情况稳定后才可以进行烤瓷牙的修复。需要做桩冠修复的患者，就诊次数相应会增加。如果牙齿有根尖病变而没有经过完善的根管治疗，在做烤瓷牙修复之前患者就需要先做治疗，治疗完成后需要观察至少一周才能做烤瓷牙修复。

23. 烤瓷牙使用一段时间后会变色吗？

大部分的烤瓷牙由金属内冠和外瓷层两部分构成。如果烤瓷牙边缘的瓷层太薄，就会透出内冠的金属色，导致烤瓷牙变色。

烤瓷牙的修复体边缘制备深度不足，使得已经变了色的牙齿或是

 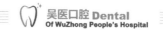

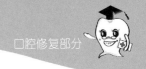

镍铬合金桩核颜色透过边缘的牙龈露出，也属于烤瓷牙变色的一种。

另外，普通的烤瓷牙由于采用了镍铬合金，会在使用后的 3～5 年游离出金属元素，使局部软硬组织着色。

24. 为什么做烤瓷牙时需要磨真牙？

做烤瓷牙前，通常要调磨真牙，这是因为烤瓷牙的牙冠有一定的厚度，且做冠牙与邻牙之间常常没有间隙或间隙不规则，需要通过磨真牙来开辟做冠所需的足够空间。另外，真牙由上到下粗细是不同的，近牙根处往往变窄，而烤瓷牙的牙冠是没有弹性的，所以要把真牙磨成上下一样粗，也就是常说的没有倒凹。

25. 为什么做冠套修复前有时要先做根管治疗？

如果患牙有较大的龋面、外露神经或者曾经有过疼痛，就说明牙髓（牙神经）已经有病变了，因此，患者在做冠套前就必须先进行根管治疗。如果牙齿是因为颜色或者形态不佳等要做牙冠，若牙髓腔较大、髓角高或冠短，磨除牙体组织时就有可能使牙神经露出，在这种情况下，患者也要先做根管治疗。

26. 在什么情况下需要拆除固定牙套或修复体？

临床上需要拆除固定牙套的情况主要有以下几种：做冠前患牙未完成根管治疗，导致牙根发炎引起疼痛；戴上冠后牙齿又发生龋坏；戴冠的牙或者固定桥基牙松动严重，无法保留。

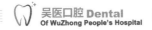

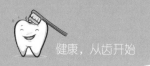
有时需要拆除固定牙套或修复体是因为长期存在食物嵌塞或有别的治疗需要，或者因为修复体长期压迫牙龈导致牙龈发炎，邻牙受修复体影响而出现牙髓、牙周病变等。

27. 烤瓷牙部分崩瓷后怎么办？

若烤瓷牙出现崩瓷现象，患者应及时去复诊。

如果烤瓷牙崩落的瓷块小，不影响美观，患者就可以选择适当磨改后继续使用，不需要全部拆除后重做，因为拆除烤瓷牙会对基牙造成损伤，而且浪费时间。

如果烤瓷牙崩落的瓷块较大，部位明显且影响美观和功能，患者就应该及时去医院拆除原修复体，早日重做。

28. 做烤瓷牙有年龄限制吗？

未成年人是不适合做烤瓷牙的，因为做烤瓷牙须磨原牙，而未成年人的恒牙没有发育完全。所以未成年人做烤瓷牙是得不偿失的。

老年人牙齿缺失是常见现象，给老年人做烤瓷牙也是最常见的事。烤瓷牙能够预防老年人常见的牙周发炎、牙齿松动缺失。并且烤瓷牙的寿命也较长，适合老年人使用。

29. 烤瓷牙内的牙齿发生疼痛是否需要拆冠？

患者有时会有疑问，烤瓷牙是固定的，如果安装后出现牙齿疼痛怎么办，是不是需要拆冠？这就需要对情况进行具体分析：

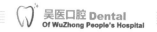

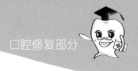

（1）如果患牙冠内出现继发炎症、牙髓发炎疼痛，就需要拆冠。

（2）如果戴冠后出现咬合疼痛，且通过调整不能缓解疼痛，就需要拆冠。

（3）烤瓷牙修复前根管治疗不完善，根尖周前病未完全控制，或根管有未得到消炎控制的侧穿，都可能会引起疼痛，这时就需要拆冠。

（4）烤瓷牙黏固后可能发生过敏性疼痛，尤其常见于活髓牙。若疼痛是短期的、不持续的，一般可逐渐消失；若疼痛是长时间的、持续性的，就需要拆冠。

（5）如果口内因有两种不同种类金属而出现刺激性疼痛就需要拆冠。

30. 做了冠套后食物嵌塞怎么办？

如果牙冠黏固后，出现食物嵌塞的情况，我们可进行以下处理：

（1）如果是冠套外形恢复不佳或牙间隙过大造成食物嵌塞，可以重新制作冠套。

（2）如果是牙间隙本身就很大、牙不齐或严重的牙周炎等造成食物嵌塞，可以试试以下方法：

① 使用牙线和间隙刷。

② 调𬌗，把易引起嵌塞的牙尖、边缘嵴磨改。

③ 充填易嵌塞的牙体缺损部分。

④ 扩大牙齿表面的食物溢出道或牙间隙。

⑤ 做牙套或者嵌体等改善易嵌塞牙的外形。

⑥ 做活动假牙来阻挡食物嵌入过大牙缝。

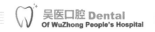

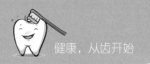

⑦ 做正畸治疗，纠正牙位不正、牙间隙过大等情况。

⑧ 在以上方法均不见效的情况下，对于一些无咬合、咀嚼作用的牙可以考虑拔除。

31. 个别前牙不齐，可以把它修复整齐吗？

前牙对一个人的面部容貌有很大的影响。如果只是个别前牙不齐，而牙周、牙槽骨条件好的话，就不需要矫正。患者只需要对不整齐的个别牙进行修复，就可以达到美观的效果了。

32. 为什么下颌全口假牙易掉？

全口假牙修复后，临床中95%以上的患者都反映下半口的效果比上半口的差很多，这主要与自身条件和制取印模及制作修复体等方面的问题有关。全口缺牙后，牙槽骨缺乏生理性刺激，造成骨的不断吸收，逐渐失去原有的形状和大小。骨的吸收程度与缺牙原因、时间以及本身骨质的致密度、全身健康状况等有密切关系。牙槽骨的吸收是顺牙根方向进行的。骨板薄而疏松的一侧吸收快而多，造成上颌向上向内吸收，上颌弓变小，下颌向外向下吸收，下颌弓变大。尤其在下颌牙槽骨严重吸收后，牙槽骨变得低平或窄小，舌系带附着位置过高等都是造成下半口假牙效果差的生理性因素。上颌弓位于口腔上部，本身不能运动，腭弓高耸且表面积大，使得假牙基托的面积也大，边缘的封闭性好，利于上半口假牙固位。但随着咀嚼功能减退，肌肉萎缩，黏膜变薄并失去弹性和光泽，咀嚼时易引起疼痛。下颌骨肌肉附着多，咀嚼时下颌骨运动，加上舌头的活动，黏膜受压变形使下半口假牙移位，不利于假牙固位。尤其是有些患者舌肥大，长期失去牙齿和牙槽骨的约束，戴上假牙后会限制舌头的活动空间，因而易在咀嚼或说话时使下半口假牙脱位。另外，医生制取印模的操作也是引起下颌假牙固位力减弱的因素之一。患者由于长期缺牙，使用上、下牙槽嵴相互接触来咀嚼食物，因此养成下颌前伸的不良咬合习惯，使假牙不能达到平衡咬合等也是影响下半口假牙修复效果的因素。在戴用全口假牙过程中，若出现下颌假牙效果较差，患者应及时到医院请医生详细检查，确定具体原因，有针对性地修改原假牙。如果牙槽嵴客观条件过差，患者若较难适应，就可反复使用，寻找规律，熟能生巧后也会逐渐改善下半口假牙的效果。

33. 拔完牙后如果有骨尖怎么办？

在拔牙的时候牙槽骨有时会被损伤，突出一个小骨尖。若日后骨尖没有吸收的话，牙龈上就会形成一个小突起。这时患者应到正规医院口腔科或者正规口腔诊所就诊，让医生检查一下骨尖的大小。如果骨尖比较小，打麻药后直接把骨尖按下去即可，骨尖会慢慢吸收。如果骨尖比较大，患者可能就需要做牙槽骨修整术，把骨尖去掉。

34. 全口假牙修复可选择哪几种基托材料？

目前临床常用的全口假牙的基托材料有三大类：塑料基托、金属基托和金属塑料基托。塑料基托重量轻，色泽近似黏膜的色泽，价廉，但坚韧度差，受力大时易折裂，且相对较厚（厚度 2～2.5mm），患者初戴时会感觉不适应。金属基托强度较高，不易折裂，体积小且

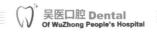

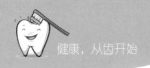

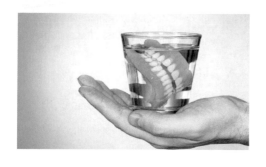

薄，耐用舒适。金属基托因制作材料不同，又大致分为铸造钴铬合金托、钛合金托、纯钛托、贵金属托等。金属塑料基托是在咬合力集中的区域放置金属网状物，以增加塑料基托的坚固性，也就是将金属网填在塑料基托内，从而兼具金属、塑料基托的优点。

35. 一副全口假牙能使用多长时间？

全口假牙是放在无牙患者的牙槽嵴上，而患者的牙槽嵴以每年0.5mm的速度萎缩，所以全口假牙在戴用几年后与牙槽嵴黏膜之间都有一定的间隙，会出现吃饭时塞饭、咀嚼效率下降等情况，戴用时间长者还会引起颞下颌关节不适。患者最好在戴用 3~5 年后更换全口假牙，这样有利于牙槽嵴和颞下颌关节的健康。

36. 戴用全口假牙应注意哪些问题？

初戴全口假牙的患者应了解掌握全口假牙的特殊性，以便更有效地使用假牙。

（1）患者戴用全口假牙时，应尽量避免用前牙咬切食物，否则假牙前后翘动，空气进入，会导致假牙脱位。在用后牙咀嚼食物时，患者也应尽量用双侧咀嚼。

（2）初戴假牙者应先练习吃软食物，以免吃硬食物造成黏膜损

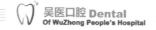

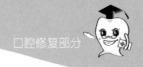

伤，影响假牙使用。待使用习惯后，再吃硬食物。

（3）初戴假牙者常出现恶心、唾液分泌增多、异物感较强等情况，发音也受到一定影响。经过2~4周的练习后，患者可逐渐适应。

（4）患者戴用全口假牙一周左右，若出现黏膜压痛，应去医院找医生检查，进行修改，不得自行调整修改。戴用全口假牙一般需复诊2~3次，这属于正常治疗过程。

（5）戴用全口假牙时，黏膜及骨组织要承受一定的压力，因此患者应适当让其得到很好的休息，夜间最好不要戴用假牙，可将假牙清洁干净后泡在冷水中。严禁用开水蒸煮假牙。

（6）患者戴用假牙后，应注意口腔卫生。进食后应及时清洗假牙。刷洗假牙时，应顺着假牙上下方向刷，切勿太用力，以免假牙过度磨损。由于喝茶、吸烟、喝咖啡等易使假牙着色，患者应尽量避免。对于不能自行清洁的污物，可到医院请医生帮助清洁。

（7）患者戴用全口假牙一年后，应定期去医院复诊检查，若发现问题，要及时修改，以保护口腔软硬组织健康。

37. 做全口假牙修复可选择哪种人工牙？

人工牙分为瓷牙和塑料牙。由于瓷牙不易磨改，易折裂，且比塑料牙重，临床已基本不使用瓷牙。现在，临床通常选用的是塑料牙。随着口腔材料的不断发展，硬质耐磨的塑料牙已经替代了原有的普通塑料牙，而且在颜色、形态方面越来越接近天然牙。在颜色、质地等方面可供患者选择的塑料牙的范围会逐渐增大。

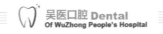

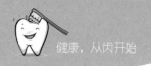

38. 为什么有口干症状的人的全口假牙易掉？

全口假牙基托与牙床紧密贴合，其间有一薄层唾液。假牙与唾液、唾液与牙床产生的相互吸引力以及唾液分子间产生的内聚力共同构成了吸附力，使假牙很好地附着于牙床上。吸附力的大小与唾液的质和量有关。唾液分泌量应适中，不宜过多或过少。患有口干症状的人，唾液分泌量过少，以致假牙与牙床间无法形成薄的唾液层，使得假牙与牙床间的吸附力明显减弱而影响假牙固位。所以有口干症状的人做全口假牙修复后假牙易掉。

39. 全口假牙上有色素沉着该怎么处理？

全口假牙在戴用一段时间后，表面上会有不同程度的色素沉着。这通常是由烟、咖啡、茶或其他有色饮料以及各种食物中的色素斑垢附着于假牙上引起的。患者可以按说明书要求用假牙清洁片剂浸泡假牙。另外，在吸烟、喝咖啡、喝茶或有色饮料时，应尽量不戴或少戴假牙，以减少色素沉着的机会。

40. 初次戴用全口假牙后出现口齿不清怎么办？

初戴全口假牙后有异物感，口齿不清，都是因为舌体的活动空间较镶牙前明显减小。此时患者不必着急，只要耐心戴用，坚持练习，这些现象就会逐渐消失。如果戴用一段时间后，对个别音仍发不清楚，患者就应让医生检查是否有假牙制作问题。

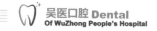

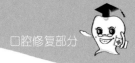

41."等牙掉光了再镶全口牙"这种想法对吗?

人的牙齿在一生中是变化的,都会慢慢脱掉,但是"等到牙掉光了再镶全口牙"这种想法不正确。在牙齿出现一些疾病如龋病、牙髓炎等的情况下,患者应立即治疗,防止病情进一步加深。生理原因引起的牙齿功能退化不能避免,但病理原因引起的牙齿问题需要立即治疗。

42."把剩下的牙拔光了再镶全口牙"这种想法对吗?

"把剩下的牙拔光了再镶全口牙"这种想法是不对的。全口牙齿全部被拔除后,患者通常需要进行全口假牙修复。全口假牙在患者口内能否被正常使用,在很大程度上取决于牙槽骨的高度和宽度。牙齿被拔除后,牙齿周围的牙槽骨将呈现进行性吸收,会逐渐萎缩,牙床会变低、变窄,进行全口假牙修复的难度会越来越大。因此,能够保留的牙齿应尽量保留。如果牙齿健康不松动,可利用其作为基牙进行可摘假牙的修复,这样可避免全口假牙修复后常见的一些问题,如假牙易脱位等。即使是轻度松动或有缺损的牙齿,也不要轻易拔除。患者应到医院进行详细检查后由医生决定是否需要拔除,以便获得良好的修复效果。

43.偏瘫患者能镶全口假牙吗?

一般偏瘫患者对假牙的清洁能力差,且有误吞假牙的风险,最好不要戴用全口假牙。可以到医院检查,看是否有固定修复的可能性。

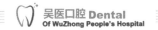

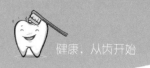
44. 戴全口假牙后能吹口哨、吹笛子吗?

戴全口假牙可以吹口哨、吹笛子。但是，由于戴全口假牙后口腔空间变小，牙齿的位置与天然牙的位置不一样，音质、音色可能会受到一定的影响。

45. 镶全口假牙是否能一次成功，不需要调节?

镶全口假牙通常不能一次成功。因为全口假牙靠牙托吸附在上下颌骨表面的黏膜上，而不同区域的黏膜厚薄不同，柔韧性不同，抗压能力也不同，加之黏膜下的骨质凹凸不平，所以全口假牙戴入后很可能引起疼痛，从而需要调节。

46. 牙床变平变窄了，还能镶全口假牙吗?

牙床变平变窄后患者仍可以镶全口假牙，但是牙床变平变窄后对假牙的吸附力小，使得全口假牙易松动脱落。此时假牙主要靠舌肌与颊、唇肌肉的力量夹持而稳定在口腔中。患者必须靠主观努力去适应假牙，否则很难达到咀嚼食物的目的。

47. 若全口假牙不合适，自己能磨改吗?

自己磨改假牙可能会造成假牙基托或人工牙过度缺损，影响就位和咀嚼效果。如果戴着假牙觉得不舒服，患者还是应找医生调磨。

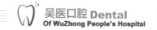

口腔种植部分

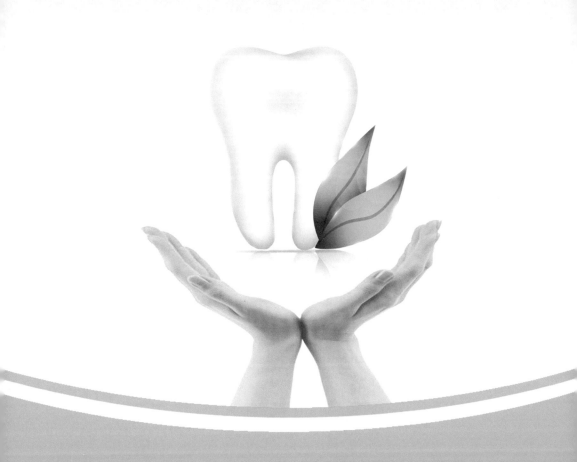

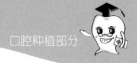

1. 什么是种植牙？其适合人群有哪些？

种植牙也叫人工种植牙，并不是真的种上自然牙齿。种植牙是指通过医学方式，将与人体骨质兼容性高的纯钛金属经过精密的设计，制造成类似牙根的圆柱体或其他形状，以外科小手术的方式植入缺牙区的牙槽骨内，经过 1 ~ 3 个月，在人工牙根与牙槽骨密合后，再在人工牙根上制作烤瓷牙冠。因不具破坏性，种植牙已被口腔医学界公认为缺牙的首选修复方式。种植牙由于深植于牙骨内，可承受正常的咀嚼力量，且功能和美观上几乎和自然牙一样，因此，被人们称为"人类的第三副牙齿"。

那么哪些人适合种植牙呢？

种植牙的适合人群有以下几种：

（1）全身情况良好，身心健康，骨骼和牙齿发育已定型的成年人。

（2）颌骨、牙槽骨手术及外伤后至少 6 个月，拔牙后至少 3 个月，骨缺损已恢复，种植床骨形态及质量良好者。

（3）口腔软组织无明显炎症、病损者。

（4）患者本人有明确要求，经济条件许可者。

（5）出血性疾病、高血压、心脏病、糖尿病等全身性疾病患者在该病治疗稳定后，可种植牙。

2. 磁性附着体假牙对人体有害吗？

在中国，对大多数人来说，磁性附着体假牙还是个陌生的概念。

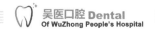

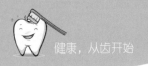
磁性附着体是利用磁性材料的磁力将假牙吸附到牙根上，使假牙固位和稳定的一种装置。它由装在患者口腔内余留牙根上的衔铁和装在假牙基托上的磁体组成，利用两者间的磁吸引力使假牙稳定，防止假牙松动和脱落。这种依靠磁性附着体来固位的假牙称为磁性附着体假牙。它固位可靠、体积小、美观、使用方便、不传侧向力、应用范围广泛。

磁性附着体假牙的突出优点及适用人群：

（1）磁性附着体假牙没有复杂的金属卡环装置，构造简单，在保证较好吸力的同时，更容易戴入和取出。因此，老年人，特别是手指灵活性差或有中风后遗症的老年人，做活动假牙修复时可以选择磁性附着体假牙。

（2）凭借磁性附着体假牙对牙根侧向力小的特性，松动的牙齿和残根残冠可不用拔除。保留的牙根被假牙覆盖在下面，可以减慢牙槽骨的吸收，保留咀嚼的敏感性。磁性附着体假牙可以将松动牙及残根有效利用，"变废为宝"。

（3）戴活动假牙的患者往往配有一些起固位作用的金属卡环。金属卡环通常位于张口看得见的位置，严重影响美观。磁性附着体可以替代金属卡环，使假牙更美观。对美观要求高的患者，磁性附着体假牙是首选。此外磁性附着体假牙构造简单，所以清洁、保养等都可轻松完成。

另外，磁性附着体的磁体和衔铁采用闭路磁场设计，无磁力泄漏，在研制过程中经过严格测试，对人体不会产生危害，所以患者不必担忧。

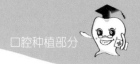

3. 做种植牙手术有疼痛感觉吗？

种植牙手术目前已经十分成熟，整个手术是在局部麻醉的情况下进行的，几乎不会引起疼痛感。一般患者只是会感觉到钻头的震动及植入种植体时的转动而已。在种植之前医生会进行口腔检查，了解牙齿、牙槽骨的具体情况。如果牙槽骨有吸收的现象，为避免种植区骨量不足，患者要做植骨。

4. 种植牙和天然牙有什么区别？

种植牙是所有假牙中与天然牙最为相似的，这主要是因为种植牙有一个人工的牙根。尽管如此，种植牙和天然牙还是有区别的，主要可以概括为以下几点。

第一，种植牙是通过骨整合与牙槽骨形成刚性结合；而天然牙是通过牙周膜中的纤维韧带悬吊在牙槽骨中，天然牙的这种结构避免了牙齿与牙槽骨的刚性连接，对强大的咬合力量可以起到缓冲作用。

第二，天然牙周围的牙周膜中有神经感受器，可以感受咬合力的大小。当咬合力量过大时，天然牙会有不适感或疼痛感，人会主动避开。但是种植牙周围没有牙周膜。由于没有神经感受器，种植牙容易长期超负荷工作。

第三，种植牙在颌骨中是不动的，而天然牙在颌骨中是运动的，主要是向前运动。当牙齿的邻面磨损之后，牙齿的这种运动可以避免在两颗相邻牙齿之间出现间隙。医生在为患者做正畸治疗时，可以利用矫治力把牙齿移动到一个理想的位置，但种植牙是不可以移动的。

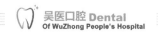

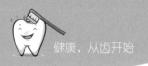

时间长了，如果天然牙的位置移动了，而种植牙的位置没有移动的话，种植牙和天然牙之间就有可能出现间隙，从而造成食物嵌塞。

第四，种植牙没有牙齿的硬组织，因此不会有龋齿；没有牙髓，因此不会有牙髓炎之类的疾病，也不会有牙髓神经的疼痛。

第五，种植牙牙颈部一般比天然牙缩窄，尤其在后牙更明显，所以，牙和牙的间隙较大，一般需要用牙间隙刷来清洁，以预防种植牙周围炎症的发生。

5. 种植牙分为几个部分？各是由什么材料制成的？

种植牙由三个部分组成。第一部分为种植体，也就是牙根，由纯钛材料制成，是形态像牙根一样的螺钉。第二部分为基台，是一个永久性的连接器，让牙冠及牙根能很好地上下连接在一起。第三部分为牙冠，俗称假牙，是我们肉眼可以见到的部分，通常是由中档的贵金属材料制成的。

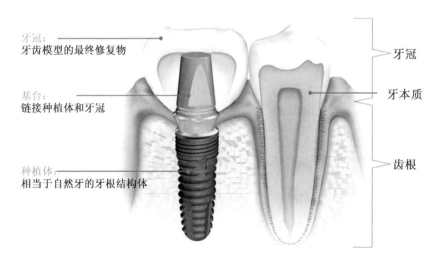

牙冠：
牙齿模型的最终修复物

基台：
链接种植体和牙冠

种植体：
相当于自然牙的牙根结构体

牙冠

牙本质

齿根

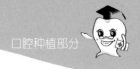

6. 种植牙和传统假牙有什么区别？

种植牙和传统假牙有以下区别：

区别一：使用传统假牙需要将缺牙位置的两边牙齿磨小，以作为固定牙套的支撑。牙套在口腔内会使人感觉不舒服。而种植牙不会影响缺牙位置旁的牙齿，更不会让人有异物感、不舒服感。

区别二：在使用传统假牙后，牙齿的咀嚼能力会变差，且其他牙齿也可能受损伤，导致牙齿整体的咀嚼能力变弱。而且传统假牙很容易积累脏物，不易清理，影响美观。而种植牙的密合性非常好，不会出现传统假牙的这些弊端。

区别三：在牙齿缺失比较厉害的情况下，传统假牙会以牙床黏膜软组织为支撑，因此假牙容易活动，如果长期使用，会造成牙槽骨逐渐萎缩。而种植牙不会出现牙齿移动现象，相对比较适合牙齿缺失较少的情况。对于牙齿缺失较多的情况，如果在牙骨内打入较多的金属牙根，也容易造成牙龈损坏。

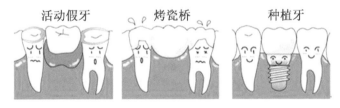

活动假牙　　　　烤瓷桥　　　　种植牙

7. 种植牙的禁忌证有哪些？

种植牙的禁忌证：

全身健康状况不良；严重的内分泌代谢障碍，如未受控制的糖尿

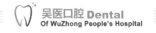

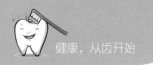

病；血液系统疾病，如红细胞或白细胞性血液病、凝血功能障碍等；心血管系统疾病，不能耐受手术；长期服用特殊药物影响凝血或组织愈合能力；严重的系统性免疫性疾病；过度嗜好烟酒、神经及精神疾患者；妊娠期患者；受口腔颌面部局部条件限制的患者。

8. 种植牙有没有年龄限制？

年轻的缺牙患者机体的新陈代谢能力强，骨质密度高，拔牙后牙槽骨的愈合速度快、愈合质量高，种植牙的成功率也相对较高。相对于年轻人，老年人因常年戴假牙或长时间患牙周病，其牙槽骨萎缩较严重，会给种植带来困难。虽然老年人骨质相对疏松，牙槽骨吸收明显，但这并不意味着老年人就不能种植牙。事实上，相当一部分老年缺牙患者是适合做种植牙修复的。牙槽骨条件较差的患者，可以在种植牙手术前植骨以增加牙槽骨的高度及宽度，术后牙槽骨就完全可以满足种植牙的要求。身体条件一般或患有某种疾病但得到很好控制的老年人，只要能承受拔牙就可以进行种植牙手术，完成种植牙修复。

9. 种植牙能和天然牙一样吃东西吗？

种植牙虽然在结构上与天然牙大体相似，但其生理基础并不相同。因此，为了延长种植体的"服役期"，患者做种植牙修复后应尽量避免吃较硬的食物。

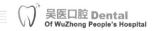

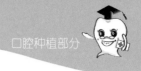

10. 种植牙后多长时间可以开始吃东西？

当人们做完种植牙手术的时候，往往会认为牙齿修复好后就可以肆无忌惮地吃东西了，其实这种想法是错误的。手术后当天患者需要注意饮食，要吃半流质食物或者全流质食物，在拆线之前都要吃比较软的食物，不能使用手术区的牙咀嚼食物。选择拔牙后即刻种牙的患者，术后三个月内不宜用种植牙咀嚼过硬食物，要戒烟酒及刺激性食物，在医生指导下，适当补充钙制剂，增加高钙食品、维生素的摄入量。

11. 种植牙成功的判断标准是什么？

种植牙成功的判断标准通常有以下几个：

一是种植体在行使支持和固位假牙的功能条件下，无任何临床动度。

二是放射学检查结果显示，种植体周围骨界面无透影区。

三是垂直方向的骨吸收量不超过种植手术完成时植入骨内部分长度的1/3（采用标准投照方法 X 射线检查），横向骨吸收量不超过其厚度的1/3，种植体不松动。

四是种植后无持续和（或）不可逆的下颌管、上颌窦、鼻底组织的损伤、感染及疼痛、麻木、感觉异常等症状。

以上标准中任何一项未能达到均说明种植牙失败。

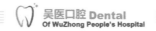

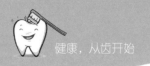
12. 种植牙能使用多久？

种植牙能使用多久？这几乎是每一位种植牙的患者都会问到的问题。一般来说，种植牙的使用寿命受很多因素的影响。即使是经验丰富的专业牙医，也很难准确估算出每颗牙齿的寿命。

影响种植牙寿命的因素：一是医生的水平。这决定了种植牙是否被种植到最佳位置，种植体周围软组织是否经过最优化处理，种植体上部修复是否合理等。二是种植体的品牌和设计。三是患者自身的使用和维护。

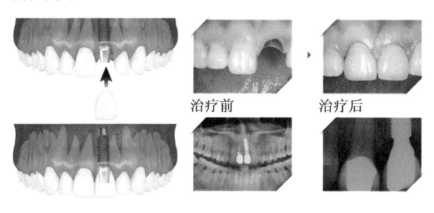

治疗前　　　　治疗后

13. 做种植牙对邻牙有没有影响？

种植牙与传统假牙修复不一样，不用借助邻牙来固定假牙，因此对邻牙没有伤害。并且种植牙的整体设计是通过 3D 电脑技术来进行的，因此，种植牙与邻牙不协调或与其他牙齿咬合不良的情况不会出现。种植牙最大的优点就是在修复时有独立的人工牙根，对相连的其

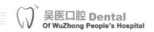

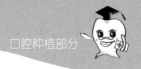

他牙齿及牙根不会造成影响或者损失，这也是种植牙受到广大牙齿缺失患者青睐的主要原因。

14. 种植牙会不会引起其他身体方面的疾病？

很多人担心种植牙会影响身体健康。若在正规医院或专业的口腔诊所做种植牙手术，患者就不必担心种植牙损害健康，因为正规医院或专业的口腔诊所拥有先进的设备和专业的技术。如果设备落后或医生技术差，则种植牙可能在以下几个方面影响身体健康：

（1）手术感染：多由手术区或手术器械污染以及其他并发症诱发感染。

（2）牙龈增生：基台穿龈过少，或基台与桥架连接不良，造成局部卫生状况差。长期的慢性炎性刺激可致牙龈增生。

（3）下唇麻木：多由术中剥离时损伤颏神经或种植体植入时直接创伤所致。

（4）种植体创伤：常见于种植牙被意外撞击，严重时可致种植体轻微松动。

（5）伤口裂开：缝合过紧或过松，尤其在诱发感染的情况下，易导致局部伤口裂开。

（6）种植体机械折断：与种植体连接的部位如中心螺丝、桥柱螺丝折断，主要由机械性因素或应力分布不合理所致。

（7）窦腔黏膜穿通：上颌种植时，由于骨量不足，容易穿通上颌窦或鼻底黏膜，造成种植体周围感染。

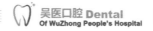

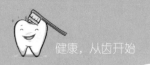
15. 做完种植牙治疗后为什么要定期复查？

种植修复完成后，并不表示患者的治疗过程已经结束，在随后的种植牙使用过程中，还有一项非常重要的内容，即定期复查。严格的复诊和随访是临床研究的需要。医生要动态观察种植牙的使用情况，以便及时了解患者的骨界面应力分布状况（软组织的情况、咬合关系、各种螺丝固定情况以及患者口腔保健情况），并针对问题及时处理，有效预防并发症的发生，延长种植牙的使用寿命。因此，患者应积极配合医生做好种植牙修复后的复诊工作。种植牙修复完成后 1 个月、3 个月、半年、1 年，患者应进行常规复诊，检查种植体周围软硬组织情况以及假牙咬合、邻接关系等情况，并在戴用种植牙后 3 个月、半年、1 年分别拍摄 X 射线胶片，了解种植体周围骨质情况，必要时做其他专项检查。如果种植体周围软组织情况正常，口腔卫生情况好，骨水平稳定，患者以后可每年定期复查 1 次。如果出现牙龈出血、疼痛、种植体松动、牙冠脱落等，应即时复诊。有抽烟习惯的患者最好每半年复诊 1 次。

16. 种植牙可以作为固定牙桥的基牙吗？

在制作传统固定牙桥时，比较理想的情形是缺牙区的两侧都有支柱牙。但许多患者因缺牙区的一侧没有支柱牙可以利用，无法做固定牙桥。这时候有些医生会将人工牙根种植在远心端的齿槽骨中，充当另一颗支柱牙，这样就可以做成固定牙桥了。

值得提醒的是，种植牙和天然牙不一样。在受到咀嚼压力时天然

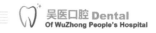

牙会有一个小幅度的下沉以缓冲应力，而种植牙基本没有下沉，所以临床上一般不用种植牙和天然牙一起制作固定牙桥，否则种植牙容易松动。如果两侧都是种植牙，就可以考虑用种植牙来制作固定牙桥，但是因为种植牙作为基牙时需要承担更大的咬合力，这对减轻种植牙的负担不利，所以种植牙一般不作为固定牙桥的基牙。

17. 种植牙周围牙龈红、经常出血是怎么回事？

种植牙周围牙龈红、经常出血说明种植牙周围牙龈有炎症。造成这种情况的原因有可能是患者对种植牙的清洁和对牙龈的护理做得不够好。患者需要到医院检查种植体周围是否有牙结石存在，若有，则应及时去除。

18. 种植牙治疗后可能出现哪些并发症？

种植牙治疗后可能出现下列并发症：

（1）种植体周围出现进行性骨吸收。种植牙的种植体周围骨吸收量在修复后第一年超过 1mm，且以后每年都超过 0.2mm，可视为进行性骨吸收。其原因为：① 口腔卫生情况差，种植体周围有慢性炎症；② 患者有全身性骨代谢疾病；③ 种植牙受力不合理。为了预防进行性骨吸收，手术前医生应了解患者的全身骨代谢情况，向患者介绍保持口腔卫生的重要性及方法，修复时应正确地调整咬合。一旦出现进行性骨吸收，患者应按常规控制炎症、调整咬合等。

（2）局部软组织增生。局部软组织增生表现为充血、水肿、肥大。引起软组织增生的主要原因有：① 种植体颈部软组织过厚、未

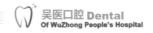

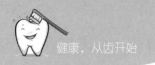
处理或处理不当；② 颈部软组织缝合不当；③ 种植牙上部假牙自洁及清洁作用差或者与黏膜相近部件面不光滑，引起牙菌斑、牙结石附着于近黏膜处而长期刺激黏膜。遇到这种情况，医生应采用外科手术切除增生的软组织，恢复良好的种植牙颈部形态，同时抛光种植体颈部及上部假牙接近牙龈的部位。

（3）龈缘炎症。龈缘炎症产生的原因主要有：① 在种植牙的修复过程中，各环节引起的种植牙上部假牙龈缘在形态、功能上的不合适；② 制作上部假牙的材料中剩余液体（单体）的刺激；③ 口腔卫生不良。一旦出现龈缘炎症，患者应及时就医，尽快控制，避免其发展为更严重的并发症。

（4）慢性疼痛。种植床即种植体植入部位出现慢性疼痛的原因有：① 种植体周围炎症；② 种植体末端接触大神经。其中，种植体周围炎症引起的疼痛较轻微，但持续时间长，严重者可造成种植失败。患者应及时就医，针对原因采取预防及治疗措施。若种植体与大神经接触造成的疼痛出现在修复后，且 X 射线检查结果证实种植体靠近神经管，患者应在去除咬合力后继续观察，同时结合药物治疗。

（5）种植体折断。引起种植体折断的原因有：① 种植牙使用时间过长；② 侧阻力大；③ 腐蚀；④ 种植体加工质量差。种植体折断常表现为上部假牙松动、移位、咬合疼痛或局部炎症，甚至假牙脱落，此时 X 射线胶片上可显示出裂隙。

19. 种植牙的创伤普遍比拔牙小吗？

种植牙手术的创伤普遍比拔牙小。只有当患者口腔的骨吸收或萎缩过度而需要做特殊处理（比如需用人工骨加高加宽颌骨）的时候，

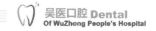

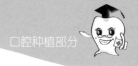

由种植牙引起的伤口才会大一些。种植牙是镶牙当中破坏性最小的手术，由种植牙引起的风险也是最小的。种植牙的最大风险仅是脱落。种植牙不会引起神经、血管或者脏器方面的问题。

20. 患者该如何选择种植牙的材料？

目前临床上大部分种植牙都采用纯钛金属。但是不同地区生产的材料在价钱、质量和适用范围等方面会有所区别。患者要根据自己的实际经济情况和口腔颌骨的情况选用最合适的种植体。

21. 种植牙是缺牙人群的首选方法吗？

种植牙是口腔修复技术中损伤最小的手术，且对周围牙龈及牙周膜的软组织和骨头等硬组织均没影响。种植牙是缺牙人群的首选方法。但是，种植牙有相对禁忌证和绝对禁忌证。医生在种植牙前会询问患者的病史，而患者需提供近半年的体检单，严重的心脏病、严重的血液病、严重的骨性疾病、严重的肾病及严重的精神病是种植牙的绝对禁忌证。有这些疾病的患者不能种植牙。

22. 种植牙有哪些优缺点？

种植牙的优点主要有：

（1）不磨健康牙：种植牙依靠自身的人工牙根进行修复，不用磨旁边的健康牙齿。

（2）功能强：种植牙的咀嚼功能大大优于其他传统假牙。

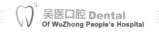

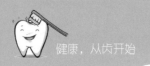
（3）美观：种植牙的牙冠可以按照就诊者的脸型、其他牙齿的形状与颜色制作，达到整体协调和美观的最佳效果。

（4）舒适方便：种植牙不使用活动假牙必需的基托与卡环，不会引起异物感，非常舒适、方便，并且有利于保持口腔的清洁卫生。

（5）固位好：种植牙不使用传统假牙的卡环或牙套，像真牙一样扎根在口腔里，具有很强的固位力与稳定性。

（6）操作简单：种植牙手术是一个较小的外科手术，创伤小。术后患者即可进食，几乎无痛苦。

虽然种植牙较普通假牙有不少优势，但其价格较高，且有不少禁忌证，并不适用于所有人群。

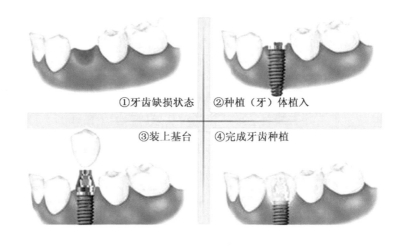

①牙齿缺损状态　②种植（牙）体植入

③装上基台　④完成牙齿种植

23. 你是不是对种植牙有误解？

你是不是对种植牙有误解呢？让我们一起解答这些误区吧。

误区一：老年人没必要种植牙

和活动假牙、固定假牙相比，种植牙的价格更贵。经常有孝顺的

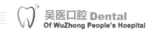

子女想让高龄父母种牙，却因价格问题遭到父母的拒绝。其实，种植牙最初的兴起正是源于缺失牙老年人的需求。种植牙对于老年人的意义更大，因为多颗牙齿的缺失导致他们的咀嚼能力减弱，营养吸收差。种植牙不仅坚固耐用，还可以防止牙骨萎缩，且在恢复牙齿咀嚼功能、维护口腔健康、维持面部外形方面明显好于活动假牙、固定假牙。

误区二：种植牙是可怕的大手术

很多人认为种植牙是可怕的大手术，即使有实际需要也不敢尝试。事实上，种植牙的创伤大小与种牙处余留牙槽骨和黏膜的状况及手术部位密切相关。随着医疗技术的发展，在大部分情况下种植牙其实是小手术，现在还发展到可微创操作。患者术后出血少，较少出现肿痛。此外，随着即刻种植技术的发展，在条件满足的情况下，患者在拔牙后可即刻种牙。

误区三：骨质疏松不能种植牙

过去骨质疏松被认为是种植牙的绝对禁忌证，因为病情可能导致人工牙根较难在牙槽骨里固定成功。随着技术的发展，如今，轻度骨质疏松患者经严格术前评估、改良手术技巧，仍可以种植牙。

误区四：牙齿都掉了，不可能再种植牙

虽然牙齿掉后，部分牙槽骨会吸收，但剩余的牙槽骨或颌骨可以"打钛钉"。此外，纯钛有很好的生物相容性，使种植牙能与骨组织牢固地结合在一起。

误区五：种植牙易脱落

有不少人认为，既然种植牙是人工种植的牙，就肯定容易掉。然而事实并非如此。种植牙失败甚至脱落是比较极端的例子。只要做好定期检查与维护工作，种植牙就会很稳固。

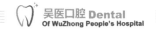

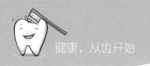
误区六：种植牙可以一劳永逸

有的人认为，种植了牙就可以什么都不管了。这种观点是错误的。种植牙需与天然牙协调，以便维持正常的牙颌系统功能。因此，患者需要定期检查种植牙，必要时请医生做适当处理，以适应可能不断变化的咬合关系。

误区七：种植牙可以随便使用

有人认为，既然种植牙是用很坚硬的材料做成的，那就可以随便使用。其实不然。种植牙有类似天然牙的牙体与牙周关系，同样会面临细菌、病毒等的破坏与日常受力时的磨损。因此，种植牙也需要定期清洁与保养。如果种植牙周围出现了感染，患者就有必要对种植牙进行特殊洁治和对周围天然牙进行常规洁治。

误区八：种植牙不能一天完成

一天完成的种植牙是存在的。在一些情况下，患者可以在种植手术当天就装一个临时牙冠以保证美观——即刻种植加即刻修复，但是3个月至6个月后依然需要再次就诊，更换为最终的牙冠。

口腔正畸部分

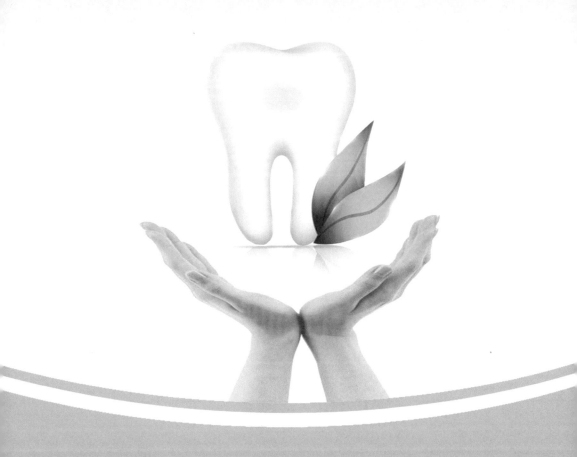

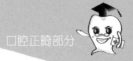

1. 牙齿正畸是什么？

  每个人都希望自己能有一口漂亮的牙齿，能展现自信美丽的笑容，因此对于牙齿正畸格外关注。那么什么是牙齿正畸呢？牙齿正畸，也称牙齿矫正，是在保持原有单个牙齿形态不变的前提下，对牙齿进行重新排列，恢复、重建口腔功能与正常形态的过程，而不仅仅是为了美观。其实质是口腔骨骼的生物学改建过程。一般来说，年龄小、身体健康、口腔条件好的人的正畸治疗效果比较好。如果口腔里同时有严重的龋病、牙周病，治疗前需要进行的准备工作时间就会比较长，治疗后的效果也需要更长时间的跟踪观察。

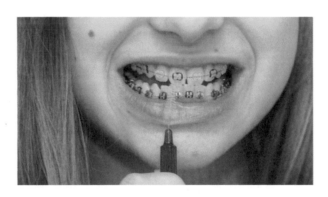

2. 牙齿矫正后有什么好处？

  牙齿不齐是一种常见并且严重的口腔疾病，所以牙齿矫正势在必行。那么牙齿矫正的好处具体有哪些呢？第一，改变容貌。龅牙、"地包天"矫正后能让人显得更加漂亮。第二，使牙齿咬合得到改善。牙齿不齐会让上下牙齿咬合的受力点不均匀，造成牙齿磨损，也

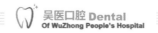

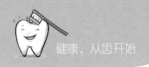

会使得牙齿容易松动、脱落。牙齿矫正能让上下牙咬合恢复正常，有效保护牙齿。第三，有助于口腔保健。牙齿矫正对于口腔清洁健康是有很大帮助的。经过牙齿矫正后，牙齿彼此之间排列整齐，口腔保健清洁变得更加容易，能有效防止口腔疾病的发生。第四，有助于口腔修复。缺失牙或牙齿之间有空隙的患者，可以通过牙齿矫正来缩小牙齿之间的缝隙，使得整个牙齿外形更加漂亮，达到美观的目的。第五，重塑口腔基本功能。牙齿矫正后可以有效加强咀嚼功能，从而让消化及营养吸收更加有效。

3. 哪些情形需要做牙齿矫正呢？

需要做牙齿矫正的情形最常见的是牙齿拥挤，致使两颗虎牙突出，牙齿排列不齐。生活中常见的"地包天"，表现为下颌的前牙覆盖上颌的前牙，会影响患者的牙齿正常咬合，更会对脸型造成影响，因此，"地包天"患者需要做牙齿矫正。龅牙表现为上颌前牙或者上下两排牙齿都向外突出，会引起下颌门牙咬到上颌前牙内侧的牙肉，造成牙龈发炎、进食困难，因此，龅牙患者需要做牙齿矫正。最常见的咬合干扰发生在乳尖牙处，严重时甚至会造成下颌功能性歪斜。提早做矫正治疗可降低真性下颌骨歪斜发生的概率。另外，一般刚萌出的牙齿间都会有缝隙，且缝隙随着其他牙齿的萌出会逐渐变小，但唇系带过长或多生牙等都会造成缝隙持续不变甚至过大等问题，因此，唇系带过长或多生牙患者也需要做牙齿矫正。

由于各种口腔不良习惯常会导致前牙开拾，使发音困难及不准，因此，患者除了接受牙齿矫正治疗外，还必须改正不良习惯，这样才能真正解决问题。

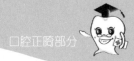
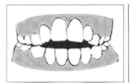

牙齿不齐

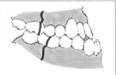

牙列错乱

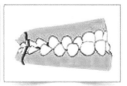

地包天

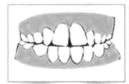

牙齿稀疏

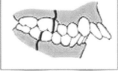

龅牙

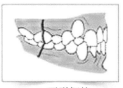

牙裂拥挤

4. 牙齿不齐的原因是什么？

1. 呼吸方式不正确

长期用口呼吸会导致上牙前突、下颌后缩等牙颌及颜面部畸形的发生。

2. 吞咽动作不正确

舌头和唇肌力量较大，而吞咽异常会导致这种力量影响面型和牙齿的正常发育，甚至影响颞颌关节的功能。

3. 舌头放置位置不正确

在正常情况下，舌头放置在上颌牙齿的内侧。长期不正确的舌头位置加上不正常的下唇肌运动，会导致面型发育异常及牙齿畸形。

4. 其他不良习惯

咬舌、吐舌、咬手指等不良习惯容易导致颌骨发育异常，引起牙齿发育畸形，如龅牙、开𬌗等。

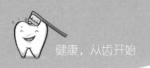
5. 儿童口腔不良习惯有哪些危害？

　　孩子的一些口腔不良习惯如吮指、吐舌、咬下唇、用口呼吸等都会引起牙齿不齐，造成一系列的危害：① 影响颜面美观：比如牙齿不齐、拥挤、重叠及"虎牙"等都会影响颜面美观。② 影响颌骨发育。比如"地包天"、龅牙等都会严重影响颌骨的正常发育。③ 影响身体健康。牙齿错位、咬合关系不良会导致咀嚼功能降低，食物进入胃肠后会加重胃肠的负担，时间久了容易引起消化系统疾病。④ 易引起牙病。若牙齿不整齐、排列重叠，牙缝间就不易清洁，牙齿就易患龋齿，牙龈也就易发炎。⑤ 影响吐字发音。牙齿排列不整齐或有较大牙缝、开𬌗等，会使患者发音受限。

6. 儿童牙齿矫正的黄金时期是什么时候？

　　不同的畸形类型，其最佳矫治时机也不同。一般来说，常见的儿童颌面畸形可分为两类：牙性畸形和骨性畸形。牙性畸形又分为一般的牙性畸形和功能性畸形。儿童进行牙齿矫正时，医生会根据具体的畸形类型确定最佳的矫正时间。

　　3～5岁：这一时期适合做乳牙反𬌗（"地包天"）矫正。早期矫正有利于上颌骨发育，预防恒牙反𬌗。矫正最早可以开始于3岁半左右。通常只需要3～6个月的时间，就可以将反咬在下颌牙齿内侧的乳上前牙推移出来。

　　6～12岁：这一时期适合做功能性畸形矫正。功能性畸形常出现在替牙列期（即6～12岁），如果推迟矫正，便有可能发展成骨性

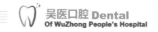

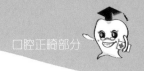

畸形。

10～13 岁：骨性畸形应在生长发育高峰前期（女孩为 10～12 岁，男孩为 11～13 岁）进行矫治。

12 或 13 岁：一般的牙性畸形的最佳矫正时间是恒牙列早期，即 12～13 岁，因为这时儿童刚换完牙，并且处于生长发育比较旺盛的时期。

7. 儿童牙齿矫正的矫正器有哪些?

儿童牙齿矫正的矫正器有以下几种：

1. MRC——儿童早期牙齿干预矫正的首选

MRC 系列矫正器由高弹性、高稳定性的材料制成，无毒副作用，通过计算机设计牙弓轨迹，并设计有舌尖诱导装置、舌挡、唇珠、中性颌定位装置等功能结构。矫正原理：MRC 矫正原理为先治本再治标，先诊断和治疗异常的肌功能，再排齐牙齿，通过特定的功能结构，有效将唇舌体、颌骨、肌肉等调整至正常的位置，从而达到畸形矫正的目的。特点：体积小，不易被破坏；无副作用，性能稳定；费用低，简便实用；矫正效果稳固；无须 24 小时戴用。

2. 传统金属托槽矫正器

传统金属托槽矫正器用专用的黏结剂把金属或其他材料固定在牙齿表面，用于容纳固定正畸钢丝，传递矫正力到牙齿，从而达到矫正牙齿的目的。特点：安全健康，技术成熟；降低拔牙率；将复诊时间缩短为 8～12 周；小巧，有效减少口腔不适感。

3. 半/全隐形矫正器

半隐形矫正器通过陶瓷、水晶托槽及弓丝等矫正装置来矫正牙

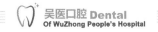

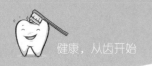
齿。这种矫正器的颜色接近牙齿本色，性价比较高。托槽近乎透明，不易被人察觉。特点：① 隐蔽性较好。采用透明陶瓷、水晶，且美观度较高。② 抗变色强：透明托槽具有良好的抗污染性和抗变色能力。③ 不易变形：具有很高的硬度，不易变形。④ 复诊率低：附着受力均匀，不易脱落，能明显降低复诊概率。

无托槽隐形矫正牙套属全隐形矫正器，由透明材料制作而成，在矫正牙齿时能保持牙齿的美观度，患者可自行摘带。

8. 如何预防儿童牙齿畸形？

要预防儿童牙齿畸形，家长应做到以下几点：

1. 注意口腔健康

家长应加强儿童的营养并重视其口腔卫生，一旦发现儿童有龋齿，要及时带儿童到专业的口腔机构处理龋齿。

2. 纠正不良习惯

家长要控制儿童吃甜食，若发现儿童有吮指、咬嘴唇、吐舌头等不良习惯，须及时提醒，耐心教育，帮助儿童克服不良习惯。

3. 合理喂养

对于幼儿，家长应尽可能进行母乳喂养，避免幼儿患奶瓶龋。家长对幼儿采用人工喂养时，最好给其使用近似乳头的奶嘴，且奶嘴的开孔不可过大，直径以1～2毫米为佳。

4. 加强咀嚼功能训练

家长应让儿童充分锻炼口腔肌肉功能，以有效刺激下颌骨的生长发育。

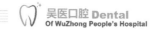

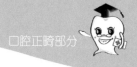

5. 护理好乳牙

家长要注意护理好儿童的乳牙，因为乳牙龋坏脱落最易导致恒牙发育畸形。乳牙排列是恒牙排列的先导。乳牙缺失会导致两侧牙齿向空隙挤压，造成牙列不齐。遇到此类问题时，家长须马上带儿童去专业的口腔机构进行矫正。

9. 间隙保持器有哪些作用？

间隙保持器是预防恒牙畸形的利器。间隙保持器是指在儿童牙齿早失后，为了保持这个空缺，维持正常的生理间隙，防止邻牙向丧失部位倾斜和对合牙伸长而制作的一种装置。间隙保持器能发挥哪些作用呢？① 能保持间隙的近、远、中距离，防止对𬌗牙过长，使恒牙顺利萌出。② 不妨碍牙齿萌出及牙槽骨增长。③ 不妨碍颌骨及牙弓的正常生长发育。④ 能恢复咀嚼及发音功能。⑤ 能维持正常的下颌运动和咬合关系。⑥ 不引起邻牙龋坏或牙周黏膜组织疾病。⑦ 不引起儿童口腔不良习惯和心理障碍。

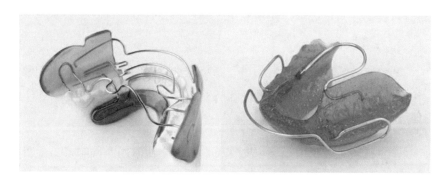

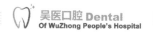

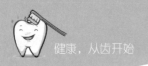

10. 儿童牙齿的矫正要多久？

儿童牙齿的矫正时间与儿童牙齿的畸形程度相关。如果儿童牙齿的基础比较好，那么只需要矫正上边或者下边的一排牙齿就可以了，矫正的时间也较短。如果儿童牙齿的情况较复杂，那么矫正的时间也相对较长。有的孩子牙齿移动较快，只需要半年左右就可以矫正了；而有的孩子牙齿长得比较牢固，矫正时间需要 1～1.5 年。

11. 儿童矫正牙齿有哪些注意事项？

儿童在进行牙齿矫正前须到专业的口腔机构进行详细的口腔检查。在矫正牙齿的过程中应注意以下几点：

1. 保持口腔卫生

在矫正牙齿的过程中，牙套难免会影响儿童进食。每次吃完饭后牙齿缝隙中都会卡很多饭菜。因此儿童需要特别注意口腔卫生，坚持饭后认真刷牙，最好选择儿童专用牙刷。

2. 注意饮食

在矫正牙齿的过程中，儿童要注意饮食方面的问题，不要啃食会对矫正器有影响的硬质食物，比如骨头、坚果、油炸食品等。

3. 矫正牙齿后继续戴保持器

儿童在矫正牙齿后最好戴上保持器过渡一段时间。同时家长要督促孩子注意保护牙齿。

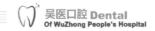

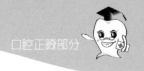

12. 牙齿矫正对牙的健康会有影响吗？

一般来说，牙齿矫正对牙齿健康仅有正面的影响：解决了牙齿不齐的问题，使口腔功能得到恢复，提高牙齿自洁效率等。矫正本身对牙齿的稳固性几乎没有影响，因为矫正力是一种柔和而持久的力量，且矫正是在生物力学允许范围内对牙齿进行牵拉而使其移位。有研究表明，由于接受了专科医生的牙齿清洁指导，儿童会比较重视自己的口腔卫生。

13. 成年人能矫正牙齿吗？

很多成年人都自觉牙齿不齐，影响美观，到医院后都会问医生，年纪大了，还能不能矫正牙齿。答案是肯定的。就矫正的原理而言，成年人的牙齿矫正与儿童无异。但由于成年人的生长发育已进入停滞期，大多数成年人的牙颌畸形在建𬌗过程中已形成了一定的代偿关系，并且随着年龄的增长成年人可能出现牙周病、失牙及颞下颌关节症状等，因此，成年人牙𬌗畸形的矫正特点与生长发育期的儿童及青少年的矫正特点具有明显差异。通常我们可将成年人牙𬌗畸形的矫正特点归纳为以下几点：

（1）成年人生长发育已基本停止，骨代谢及牙槽骨改建比较缓慢，牙齿移动速度相对缓慢，因此成年人的牙齿矫正时间相对较长，并且由于肌功能及咬合调整的过程较长，使用保持器的时间应延长。

（2）成年人口腔内常伴有牙周疾患等，且牙𬌗磨耗及颞下颌关节紊乱症状也比较多见，因此成年人矫正牙齿前需要专业的口腔医生

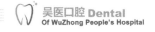

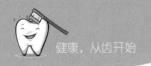
为其制订合适的治疗计划。

（3）成年人的社会活动多，且心理状态与儿童不同，所以成年人非常在意矫正期间矫正器对容貌的影响，通常要求采用比较隐蔽的矫正器具，如陶瓷托槽、舌侧矫正器、隐形矫正器等。

（4）成年人大多对颜面美观的要求甚高，治疗主动、迫切，因此在治疗过程中与医生合作顺畅。

正畸没有明显的年龄限制，主要取决于牙周健康状况。当然，成年人与儿童有一些不同，其生长发育已经完成，骨组织的改建能力相对较差，但成年人一般更能认真配合治疗，所以矫正效果也比较理想，疗程不会延长太久。

14. 牙齿矫正都要经历怎样的过程？

如果牙齿存在排列不整齐、拥挤、牙间隙过大等牙列畸形，或者存在前牙突出、下颌后缩、"地包天"等骨骼畸形，患者都可到专业的口腔机构进行矫正。矫正没有固定的年龄限制。一般青少年患者在牙齿全部替换完成后即可开始矫正，有骨骼畸形（如兜齿、"地包天"）的可能需要早期矫正。成年人若口腔健康状况良好，随时可以进行矫治。

经当日初诊检查后，医生会向患者说明牙齿畸形情况，并告诉患者预期正畸治疗情况、时间、费用等。

当患者经过初诊筛查并决定进行矫正后，医生将给患者做一系列检查，以便制订矫正计划。首先，患者需要做乙肝表面抗原检查，并拍全套牙齿 X 射线胶片。其次，主治医生将为患者进行口腔检查，取记存模型，照口内像、面像，保存患者的治疗前资料。再次，主治

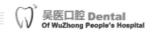

医生将与患者约定下次就诊时间，与患者商谈矫正计划，在得到患者的同意后正式开始治疗。这个阶段需要 1～2 周的时间。

戴上牙套后矫正疗程一般为 2 年左右，难度较大者疗程会相应延长。开始矫正后，患者要按照医生要求坚持一个月左右复诊一次。若出现矫正部件脱落，应及时与医生联系。

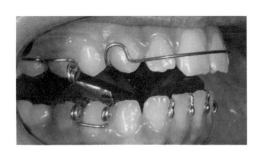

正畸治疗并不痛苦。患者会在初次戴用矫正器及每次复诊加力后 2～3 天内不适应，会感觉牙齿酸软，咀嚼无力，此时不必服用镇痛药物。在矫正过程中，患者会出现牙齿生理性松动，以及牙齿咬合关系错乱等。这些都是暂时现象，在矫正结束后牙齿情况将恢复正常。

15. 矫正牙齿需要拔牙吗？

在进行牙齿矫正时，原则上能不拔牙就不拔牙，因为拔牙会让患者有出血、感染等风险。那什么时候需要拔牙呢？对于患者来说，需要拔牙的情况主要有两种：牙齿拥挤和有智齿。① 牙齿拥挤。若牙齿拥挤，患者想将牙齿排齐，就只能拔掉其中几颗。② 有智齿。有些智齿对牙齿矫正来说是"定时炸弹"，因为牙齿矫正一般要 1～3 年。在这期间如果智齿发炎，将会给牙齿矫正造成麻烦。同时一些智齿也有可能在矫正完成后突然萌出，影响已经排齐的牙齿。

作为消化道的门户，整齐的牙齿不但可以保证咬合、咀嚼功能良好，还有利于保持口腔清洁、发音清晰和外形美观。青少年正处于生

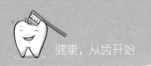
长发育高峰期，应每半年或定期到医院进行口腔检查，防患于未然。

16. 患者在正畸治疗中应做哪些配合呢？

正畸治疗能否取得最佳效果，不仅取决于正畸医生的治疗水平，而且取决于患者的配合程度。可以这样说，没有患者良好的配合，就没有最佳的矫正效果。患者在正畸治疗中应做哪些配合呢？

1. 避免损坏矫正器

矫正器的损坏意味着正畸治疗的暂停。因为不论矫正器哪一部分损坏都会使牙齿的受力中断，造成矫正时间延长，有时还会损伤患者的口腔组织，引起不必要的痛苦。矫正器的损坏一般由患者的不当行为造成，主要是饮食不当所致。在正畸治疗中，患者应避免进食过硬的食物（铁蚕豆、锅巴等）、过黏的食物（口香糖、年糕）、带骨头和带硬壳的食物（鸡腿、排骨、螃蟹等）、带核的食物（话梅、桃等）等，避免用前牙大口咬水果、啃老玉米、啃烧饼等。其实，对于带骨头的食物，患者可以将肉和骨头分开，只吃肉即可；对于水果，患者可以将其削成片后食用。在饮食习惯上患者若能很好地遵守以上规定，一般不会损坏矫正器。这样可以减少复诊次数和花费，按时结束治疗。如果矫正器被损坏（带环松动或脱落、托槽脱落、钢丝变形或折断等），患者应及时告知主治医生，由医生根据具体情况决定复诊时间。

有时候口内弓丝末端较长会刺激牙龈或颊部的黏膜，造成软组织发炎肿胀，此时患者也应及时就诊，请医生将过长的弓丝剪除或重新调整，防止软组织进一步损伤。

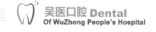

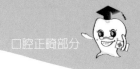

2. 主动配合戴用口外施力装置

口外弓是一种口外装置，用来配合口内矫正器进行正畸治疗。一些畸形较严重的患者需要戴用口外弓，利用口外力协助矫正畸形。如果患者不认真戴用口外弓，将严重影响矫正效果。在患者戴用口外弓前，正畸医生会向其说明戴用的方法，包括牵引力的方向和大小，请患者遵守规定。患者在戴用口外弓时应先将口外弓插入后牙带环的粗圆管内，然后用手扶住口外弓，分别挂好牵引皮筋。摘下口外弓时应先将牵引皮筋取下，再摘出口外弓，以免牵引力量不平衡造成口外弓刺伤口内及面部组织。

口外弓一般每天戴用 12 小时左右，某些患者需要戴用更长时间（根据医生的指示）。需要指出的是，戴用时间的长短非常重要，如果患者自行缩短戴用时间，就会影响矫正效果。患者必须每天坚持戴用口外弓，否则会影响矫正效果。每次戴用口外弓后，患者的后牙会感觉有些酸痛，这是正常的，同时也说明戴用有效。

3. 认真戴用口内活动矫正器

口内活动矫正器包括多种类型，有后牙𬌗垫、前牙平面导板、各种功能性矫正器等。患者可以自行摘戴这些活动矫正器。如果患者不配合戴用，会使矫正器失去辅助矫正作用，从而延长治疗时间，错过矫正最佳时期，削弱矫正效果，甚至导致治疗失败。对于每种口内活动矫正器的戴用方式和时间，患者可根据医生的规定执行。同戴用口外弓一样，戴用口内活动矫正器的时间足够和每天坚持戴用都是非常重要的。只要患者认真戴用，就会收到良好的矫正效果。患者初戴口内活动矫正器时，会有口内异物感，发音不清晰。这些问题经过一段时间后会逐渐缓解。

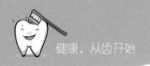
4. 认真戴用功能矫正器

功能矫正器有多种类型。常用的几种功能矫正器的体积都比口内活动矫正器大。故患者初戴时会感到不舒服。少数患者在前几夜入睡后，功能矫正器与牙弓不能保持一致，甚至会从口内脱出。绝大多数患者在一周后都能适应。如果一周后仍不能适应，患者应及时复诊，请医生检查功能矫正器的设计、制作情况。患者适应功能矫正器后，应严格按医生的要求去戴，否则功能矫正器起不到矫正效果。

5. 认真戴用牵引皮圈

多数患者在矫正过程中要戴用牵引皮圈，目的是加强矫正效果。牵引皮圈的种类和戴用时间的长短由医生决定。患者必须认真配合。有些患者不重视牵引皮圈的戴用，这会影响矫正效果。在某些情况下，患者不认真戴用牵引皮圈将贻误矫正的最佳时机，造成不可挽回的后果。

6. 配合使用扩弓器

对牙弓狭窄的患者，正畸医生通常会用一些装置将牙弓扩大。这些装置称为扩弓装置。

有些扩弓装置除了要求患者努力适应以外，还需要定期由患者自己加力。加力的大小及方式，医生会教会患者。

17. 矫正器的种类有哪些？

1. 普通钢丝托槽矫正器

传统的牙齿矫正器由钢丝以及钢制托槽制作而成，体积小巧，结实耐用，槽沟准确，制作精良，有助于牙齿的完美排列。

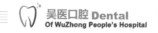

2. 自锁托槽矫正器

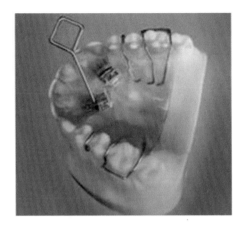

自锁托槽矫正器采用了"自锁托槽"，摩擦阻力比较小，钢丝的伸张自由度也比较大，更为舒适。此外，该种矫正器采用的矫正技术是在柔和的轻力作用下实现牙齿的移动，大大减轻了矫正的疼痛感，尤其适合对疼痛比较敏感的患者。

3. 半隐形矫正器

陶瓷托槽具有和真牙一样的色泽和美观性。使用高质量瓷粉制造的陶瓷托槽具有和金属托槽相同的机械强度和功能。明显的优点是质地光滑圆润，外观透明，不影响美观。

4. 全隐形矫正器

（1）无托槽隐形矫正牙套：运用透明材料制作，在矫正牙齿时能保持牙齿的美观。患者可自行摘带。

（2）舌侧矫正器：美观度高，运用进口的托槽器，矫正效果更为显著。

18. 隐形矫正适合哪些人群？

对于牙列不齐、牙缝稀疏、牙齿拥挤、"地包天"、龅牙等牙齿不齐的患者来说，隐形矫正技术无疑是最为理想的一种牙齿矫正技术。它摒弃了传统牙齿矫正的钢丝和托槽，彻底告别了"铁齿钢牙"的形象。但是，并不是每个人的牙齿都适合做隐形矫正。

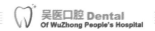

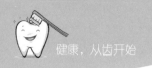
隐形矫正（无托槽隐形矫治技术）是医生以每个患者的牙殆为基础，根据临床矫正方案，利用先进的制造系统，通过计算机辅助三维重建、诊断、模拟设计，制作出一系列个性化的无托槽、透明、可摘的矫正器，让患者按顺序戴用，进而完成牙殆畸形矫正的一种正畸技术。

隐形矫正有其特定的适应人群。具体来说，隐形矫正最适宜以下四种类型的人群：

1. 牙齿前突

牙齿前突表现为上前牙突出向外翘，严重者嘴唇不能自然闭拢。有些人是上颌骨明显向前突出，而有些人则是下颌骨发育短小，看上去是下巴颏缩在上嘴唇后方。

2. 牙齿反殆

只有一两颗上前牙位于下前牙的里面，称为个别牙齿反殆。这种情况可以使用隐形矫正达到美牙的目的。

3. 牙齿拥挤

牙齿拥挤表现为牙齿排列不齐，里出外进，程度较轻的表现为个别牙齿扭转或歪斜。隐形矫正能把扭转或歪斜的牙齿纠正过来。

4. 牙列稀疏

牙列稀疏多表现为牙齿小、牙弓大。在不正常咬合状态下前牙会出现缝隙，而且这种缝隙会越来越大，使四颗门牙散开。使用隐形矫正能使牙齿靠拢，缩小牙缝间隙。

19. 牙齿矫正出现反弹的原因是什么？

牙齿矫正会不会反弹是一个专业性的问题。牙齿矫正出现反弹的

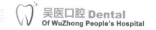

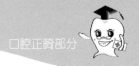

主要原因有以下几种：① 牙齿矫正的方法选用不当。好的牙齿矫正方法能产生理想的矫正效果。如果患者还是选择牙套矫正方法的话，那么反弹的可能性是很大的。② 患者自身对牙齿的维护不当。在牙齿矫正的过程中患者要坚持戴用矫正器，切不要"三天打鱼两天晒网"。还需要注意口腔卫生，改正一些不良的习惯。③ 矫正医生的操作不正规。在进行牙齿矫正的时候，医生操作水平的高低决定了牙齿矫正的成败。牙齿矫正的技术含量高、疗程长、风险大，正畸的费用也比较高，因此，患者应选择临床经验丰富的口腔专业正畸医生进行牙齿矫正。

20. 牙齿矫正保持器要戴多久？

一般来说，牙齿矫正保持器要戴 2 年（可因不同类的咬合不正患者而有所增减）。第一年：每天戴用 22 小时以上（吃饭及口腔清洁除外）。第二年：夜间戴用。固位期满后，患者仍需要每半年复诊一次。有些患者的肌肉咬合力量较大，造成下颌牙列塌陷不齐，而此肌肉咬合力量通常并不会因矫正治疗而凭空消失，所以这类患者的固位期有可能需要数年。在进行牙齿矫正后，患者一定要严格按照医生的指示戴牙齿矫正器，这样才能保证牙齿矫正的效果。

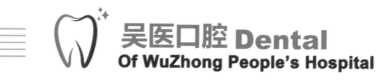

口腔牙周部分

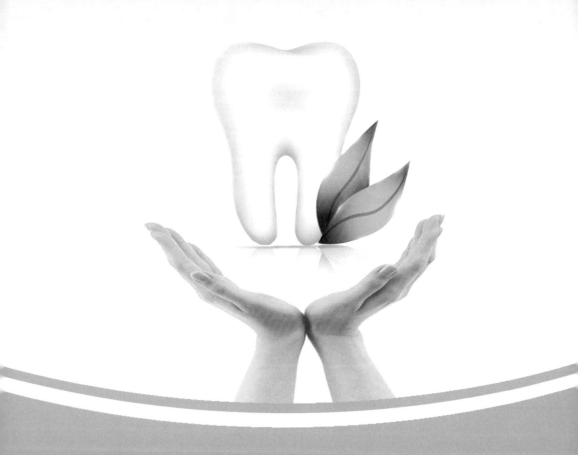

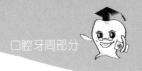

1. 什么是洗牙?

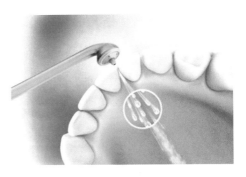

洗牙是一种通俗的说法,它的医学名称叫作龈上洁治术,是用器械去除牙面上的牙菌斑、牙结石,并抛光牙面的一种治疗方法。在洗牙过程中,器械不可避免地会与牙龈内壁接触,但是只要器械应用合理,操作手法恰当,就不会过分损伤牙龈,而且这种损伤恢复非常迅速。洗牙更有利于牙龈组织恢复健康。

2. 为什么洗牙后牙齿会有酸软感?

洗牙后的最初几天,牙齿对冷、热、酸、甜敏感是正常情况,这叫作牙本质敏感。

洗牙前,牙齿表面有牙结石;洗掉牙结石后,牙齿恢复原貌,但由于牙龈退缩,牙根位置的牙本质暴露出来,一碰到冷、热、酸、甜,就会让人觉得酸软不适。洗牙后的牙本质敏感现象一般几天后会渐渐消失。在这段时间里,我们要调整饮食,不要摄入会引起牙齿敏感的食物,包括碳酸饮料、酸果汁等。

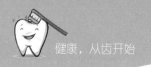
3. 如何减轻洗牙前后牙齿的酸软感？

洗牙时的酸软感主要是由牙齿敏感引起的。在洗牙前 4 ~ 10 天患者可使用有脱敏效果的牙膏以减轻洗牙时的酸软感。洗牙后仍可继续使用这类牙膏，以减轻洗牙后的酸软感。

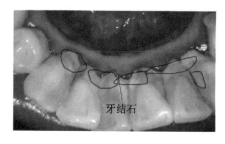

牙结石

另外，洗牙时有疼痛感主要是因为牙龈有急性炎症。在洗牙前，患者应检查牙龈是否处于急性炎症期，若处于急性炎症期，则先要进行全身或局部的药物消炎治疗，再洗牙。

牙结石较多较厚、药物抗炎效果欠佳或脱敏治疗效果欠佳的患者做一次洗牙太辛苦，可分几次洁牙，"化整为零"，而且在洗牙间歇期还可继续进行抗感染治疗或脱敏治疗，从而可大大减轻酸痛感。

长年累积的牙结石又多又硬，洗牙时需要加大洁牙机的强度才能去除，而这样会加重牙齿的酸痛感。定期洁牙就不易造成洗牙时的酸痛感。

4. 洗牙后牙缝会变大吗？

洗牙后觉得牙缝变大、牙齿松动都是错觉。洗牙后人之所以有牙缝变大、牙齿松动的感觉，是因为在洗牙的过程中，堆积在牙龈表面、牙缝间的牙结石被震碎、清除，使得舌头在碰触牙齿时，不再受到牙结石干扰。其实，洗牙可以有效预防和治疗牙周炎，防止牙齿松

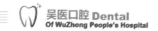

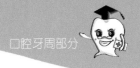

动、牙缝变大。

5. 洗牙后牙齿会脏得更快吗?

洗牙后牙齿会不会变脏主要取决于个人维护的情况。若不想牙齿变脏,平时认真刷牙则是必不可少的一项工作。每个人都应养成定期洗牙的习惯,比如每隔半年洗一次牙。只要我们认真刷牙并定期洗牙,牙齿基本就能一直保持洁净,口腔卫生状况也会大大改善。

6. 洗牙后要注意什么呢?

患者洗牙后要注意以下几点:

(1)不要用力吮吸或用舌头舔拭,不要用手指触摸牙龈,一周内不要用牙线、牙签,以防出现意外的出血不止的现象。洗牙一段时间后,若因某种原因突然出现出血不止的现象,请及时就医诊治。

(2)不要进食刺激性食物。洗牙后三天内不要进食过于辛辣或过于酸冷的食物。洗牙后的一两个月,部分体质敏感者可能会出现牙齿对冷、热、酸、甜等刺激过敏的现象,此属正常的个体反应,请勿过于忧虑。若症状持续加重,不能缓解,请及时就医。

(3)勤刷牙。洗牙后虽然牙齿变得干净,但若因此忽略清洁,牙结石会很快再长出来。

(4)注意使用抗敏感牙膏。洗牙后牙齿对冷、热、酸、甜会有点敏感。这种症状是暂时的,通常一周左右就会消失。若症状一直存在,患者可以考虑使用市面上出售的一些脱敏牙膏。一般使用脱敏牙膏一个月左右症状就会改善。

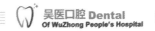

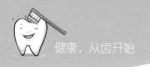

7. 为什么从不洗牙的人牙齿掉得快？

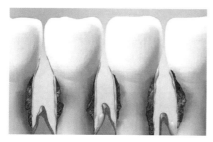

如果一个人刷牙不彻底，又从不洗牙，牙冠上就很容易长牙结石。牙结石会越积越多，向牙颈部位继续进展，这通常称为"龈下结石"。牙结石每进展一些，牙槽骨就萎缩一些，牙齿就松一些，久而久之，牙齿会逐渐松动，牙结石就会慢慢蔓延到牙根部位，最后这颗牙齿就自然脱落了。

8. 洗牙安不安全，会不会伤害、磨损牙齿？

通常洗牙使用的工具是超声洁牙手柄。医生使用手柄时都是"一人一消毒"，做到安全无菌。并且，牙齿表面有一层牙釉质保护，而牙釉质是钙化程度很高的物质。因此，半年一次的洗牙是不会伤害、磨损牙齿的。

9. 洗牙疼吗？

很多人在听到洗牙后都会有这个顾虑，洗牙到底疼不疼？如果你的牙龈健康，洗牙时你是不会觉得疼的，但可能有几颗牙齿会比较敏感，这是因为牙结石容易生长在不易清洁的地方，比如敏感的牙根部位，而超声波震动会引起敏感部位有轻微的不适。由于牙根相对暴露

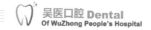

得比较多，而牙根是牙结石容易聚集的地方，因此比较严重的牙周病患者在洗牙过程中会有明显的酸痛感。

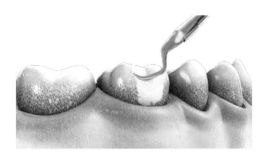

10. 洗牙时满口都是血是怎么回事？

牙结石比较严重的患者或者有严重牙周病的患者在洗牙的过程中比较容易出血，这是正常现象。造成牙龈出血的主要原因是牙结石刺激牙龈发炎，引起牙龈出血。洗完牙后，只要患者注意口腔卫生，牙龈就会慢慢恢复健康，以后洗牙时就不会再出血了！

11. 为什么要定期洗牙？

洗牙只能让口腔保持一段时间的清洁。长期的饮食和不正确的刷牙习惯还会导致牙结石再次产生。所以每个人都应定期洗牙，以维持口腔健康。

12. 为什么医生建议妇女孕前洗牙？

备孕时无论常规的口腔检查还是洗牙都是非常必要的，这样既能预防牙龈、牙周疾病，又能及时发现口腔其他问题，避免怀孕期间无法做一些治疗、无法使用抗生素等药物而带来的不必要的痛苦。

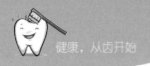
13. 哪些人不适合洗牙？

不是所有人都能洗牙的。洗牙前患者应注意以下几点：

（1）女性尽量避开经期与孕前期（3个月）。

（2）使用人工心脏起搏器的患者禁止进行超声波洁牙。

（3）患有活动性心绞痛、半年内发作过心肌梗死以及未能有效控制高血压和心力衰竭等的患者不宜接受常规洗牙治疗。

（4）患有某些急性传染病（如急性肝炎活动期、结核病等）的患者，应等疾病稳定后才可到医院进行洗牙。

（5）各种出血性疾病如血小板减少症、白血病的患者，必须慎重选择洗牙的时间。可预先适量服用促凝血药物，控制凝血速度，以免洗牙时出血不止。

14. 为什么要洗牙？

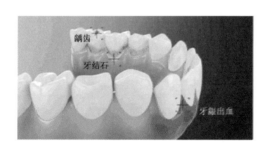

刷牙只能清除牙齿和舌苔表面的食物残渣、菌斑。牙线只能清除刷牙时无法刷到的齿缝深处的菌斑。

即使你刷牙刷得特别认真，用牙线用得很勤快，也阻止不了一些顽固牙菌斑躲在隐蔽的角落暗暗壮大，并努力钙化，变成牙结石，对口腔健康形成威胁。牙菌斑会导致蛀牙以及其他各种牙周疾病，比如牙龈出血等；等发展成牙

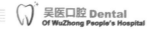

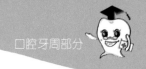

结石后，更容易吸收大量细菌毒素，引起牙周炎、牙龈水肿出血，最终导致牙龈萎缩，牙齿松动脱落。

洗牙最大的意义就在于对口腔进行一次彻底清洁，清除牙结石、烟渍、茶渍、软垢、牙菌斑，预防缓解牙周炎和牙龈出血，让牙齿和牙龈恢复健康。

15. 洗牙有哪些好处？

洗牙对牙齿保健意义重大，能有效清除牙结石，防治牙龈、牙周疾病。洗牙还有助于提早发现牙科问题，维持身体健康。

16. 洗牙后牙齿为何有松动感？

长期留存的牙结石会不断刺激牙龈，导致牙龈萎缩。牙结石被清理后，牙龈肿胀和炎症等会逐渐消退，松动感就会明显。但洗牙不仅不会造成牙齿松动，反而可以有效预防和治疗牙周炎，防止牙齿松动、脱落。

17. 为什么洗牙后牙齿没有变白？

洗牙后牙齿确实会看起来白一些，这是因为附着在牙齿表面有色的牙结石和色素都被清除了。但是，洗牙只能还原牙齿原本的颜色，并没有美白的效果。

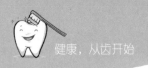

18. 洗牙可以清除口腔异味吗？

产生口腔异味的原因有很多，其中一大原因就是隐藏在牙缝和口腔死角里的食物残渣残留时间过长。洗牙能彻底清洁牙齿，有助于清除口腔异味，但并不是洗完牙后口腔里就一定没异味了。如果你注意饮食（没吃大蒜等有味道的食物），并且确认牙齿没有蛀牙等会产生异味的状况，在洗完牙后口腔内仍有异味，那么这种异味有可能是由消化系统问题引起的。

19. 多久洗一次牙比较合适？

洗牙的频率因人而异。在正常情况下每半年到一年洗一次牙即可。长期抽烟的人可以 3 ～ 6 个月洗一次牙。按照个人的口腔情况，医生会给出合理的建议。

20. 洗一次牙要花多长时间？

全口洗牙完整的流程需要 30 分钟到 1 个小时。口腔情况不同，洗牙的时间也会不同。牙结石多的人就需要洗得久一点。

21. 洗牙后有什么注意事项？

通常人们在洗牙后就能正常饮食了，但是医生会建议不要吃过冷、过热、辛辣刺激的食物，要少吸烟，少喝浓茶、咖啡等容易使牙

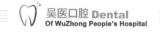

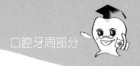

齿着色的食物，以减少色素在牙面的沉着。

坚持正确的刷牙方式、使用牙线以及定期检查牙齿、洗牙都是保护牙齿的有效方法。

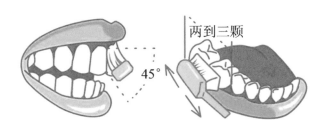

22. 洗牙可以治疗牙龈炎、牙周炎吗？

洗牙是治疗牙龈炎的主要方法，也是治疗牙周炎的第一步。

患有牙周炎的人，其牙齿上几乎都堆有大量的牙结石。这些牙结石堆在牙龈上就会刺激牙龈，造成牙龈发炎出血和牙龈萎缩。

洗牙可以清除牙结石，有助于牙龈恢复健康。

23. 有蛀牙或补过牙可以洗牙吗？

有蛀牙和洗牙其实没什么关系，但洗牙并不能对蛀牙起到修复治疗作用，所以如果你有蛀牙，在洗完牙后还是需要补牙。且洗牙更有利于补牙，毕竟牙结石都被清除了，口腔视野更清晰了。

另外，补过牙齿的人也可以洗牙。

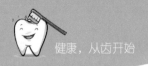

24. 洗牙后牙龈还能修复吗？

如果牙龈只是轻微萎缩，一般情况下经过治疗，就会慢慢恢复。如果牙龈萎缩严重，那就很难修复了。

到目前为止，针对牙龈萎缩，医学界还没有特别有效的治疗方式。因此，我们平时要注意保护牙龈，注意口腔卫生，认真刷牙，坚持使用牙线。

25. 在什么情况下需要做龈下刮治？

除了洗牙外，很多人还被医生建议做龈下刮治。

洗牙一般是针对牙龈上部的牙结石和菌斑，而龈下刮治则是针对超声机头不能洁治的盲区死角。

一旦牙龈疾病出现，牙周袋形成之后就会慢慢加深，牙结石就会慢慢向牙龈下堆积。这种情况就需要做龈下刮治。

26. 如何预防牙结石？

预防牙结石要做到以下几点。

1. 坚持早晚刷牙、饭后漱口

早晚刷牙、饭后漱口是预防牙结石形成的最重要的措施。

2. 合理饮食

在日常生活中我们要注意合理饮食，粗细搭配。可多吃富含维生素的食物，如肉、蛋、各种蔬菜和水果。还要注意充分咀嚼，少吃甜

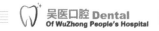

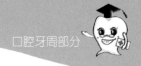

食及黏性很强的食物。

3. 定期做口腔健康检查

每半年进行一次口腔健康检查，每年进行 1～2 次全口洁牙，将有利于牙面、牙颈部经常处于洁净状态。

4. 使用合适的口腔日用护理品

平时我们可以使用漱口水、牙线等口腔日用护理品来预防牙结石。

27. 如何判断自己有牙结石？

通常判断是否有牙结石的方法有以下两种：

（1）如果你发现自己的牙根处、牙缝中、牙背上有一层黄色、棕色或者黑色的东西，就说明你有牙结石了。

（2）如果你平时刷牙或者咬食物的时候有牙龈出血的现象，就说明你有牙结石了。

28. 牙齿敏感是因为哪些因素在"作怪"？

牙齿敏感是因为四大因素在"作怪"。

1. 牙龈萎缩

牙齿根面有无数小管直通牙髓神经。一旦牙龈萎缩，牙齿失去了牙龈屏障，刺激便可毫无阻碍地直接刺激牙髓神经，引起敏感疼痛等症状。

牙龈萎缩的原因可能是刷牙力度太大，刷毛太硬，也可能是牙周炎。平时我们应选择软毛牙刷，控制刷牙力度；若有牙周炎，应尽早

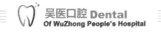

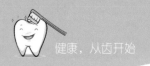

就医。

2. 牙冠表面釉质磨损

牙冠表面釉质磨损会导致脆弱牙本质暴露。牙本质结构与牙根类似，也有无数小管直通牙髓神经。温度或机械刺激都会刺激神经。

紧咬牙或磨牙、刷牙时横刷力量过大、频繁使用含酸性物质的漱口水、过量食用酸性物质等都可导致釉质磨损。

平时我们应掌握正确的刷牙方法，更换中性的含氟漱口水；食用酸性物质后，应用清水漱口。如果有紧咬牙或磨牙的情况，应戴咬合垫，以减少因磨牙或紧咬牙引起的釉质磨损。

3. 牙齿龋坏

龋坏是牙釉质、牙本质被渐进破坏的过程。破坏深度越靠近牙髓神经，敏感症状越明显。冷、热、酸、甜食物触碰到龋坏处，极易引发敏感疼痛。

平时我们应保持良好的口腔卫生，合理饮食，有规律地检查牙齿。一旦发现牙齿被龋坏，应立即就诊。

4. 牙隐裂

咀嚼坚硬的食物等可以导致牙隐裂。虽然牙体完整，但当咀嚼时，摩擦力会促使裂纹两侧的组织产生相对运动，而摩擦产生的热可能刺激牙髓神经，引起疼痛。

另外，隐裂纹可能残留细菌，导致牙髓感染，引起剧烈疼痛。

因此，一旦发现有牙齿隐裂的情况，我们要及时就医，防止对牙齿的"二次伤害"。牙隐裂初期采取补牙、根管治疗、做牙冠等措施可保住牙齿。如果牙齿完全裂开，那么只能被拔掉了。

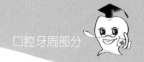

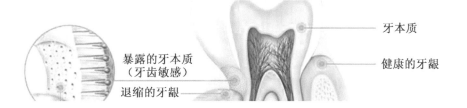

牙本质

健康的牙龈

暴露的牙本质
（牙齿敏感）

退缩的牙龈

29. 是先拔牙还是先洗牙？

如果你既想拔牙也想洗牙，那么最好先洗牙再拔牙，因为洗牙可以把口腔内的细菌以及软垢清除，以免引起拔牙后的创口感染。洗完牙一周左右你就可以拔牙了。

30. 孕妇能不能洗牙？

妇女在怀孕前应去正规医院进行牙齿检查，并清洗牙齿。孕前如果未及时清洗牙齿，在孕期由于激素水平变化，很多孕妇常发妊娠性牙龈炎，影响孕妇及胎儿健康。孕妇在怀孕 4 ~ 6 个月时是可以洗牙的。

31. 引起牙龈出血的"六大疑犯"是什么？

第一个疑犯：压力突然增大

很多人由于近期工作压力突然增大，在刷牙时总是出现牙龈出血，并且有口臭。这类人在放松的同时，应先到正规口腔医院或诊所洗牙，然后坚持采用正确有效的刷牙方法。

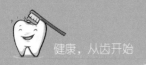

第二个疑犯：刷牙方法错误

采用正确的方法刷牙非常重要。正确的刷牙方法是将竖刷法和横刷法相结合。竖刷法的动作要领：刷唇颊面和后牙舌腭面时，让刷毛与牙长轴平行，刷毛指向龈缘，刷毛与长轴成45°角，转动牙刷。刷上牙时将刷毛顺着牙间隙向下刷，刷下牙时将刷毛由下往上刷，同一部位要反复刷5~6次。横刷法用于刷后牙咬合面，清洁𬌗面的窝沟点隙，每侧来回刷8~10次。

第三个疑犯：部分全身性疾病

有些全身性疾病也能引起牙龈出血，如白血病、血友病、恶性贫血、肝硬化、脾功能亢进等。因此，牙龈反复出血的人应该及时做血液、肝功能等相关检查。

第四个疑犯：阿司匹林

长期服用阿司匹林的人，刷牙时突然出现牙龈出血，并同时伴有鼻腔出血，很可能是由阿司匹林的副作用所致。这时，患者应停止用药，并到医院进行血小板化验，在医生指导下调整药量。

第五个疑犯：牙刷不合适

牙刷的刷毛过硬会引起牙龈出血。平时我们应使用软毛牙刷。一般来说，由刷毛过硬引起的牙龈出血在更换软毛牙刷后大都能够自行止血。

第六个疑犯：牙周病

牙龈出血的原因还可能是牙周病。在这种情况下，止血药、维生素都是无效的，单纯洗牙也不能根治。牙周病最基本、最有效的治疗方法就是牙周深刮——在局部麻醉的前提下，把藏在牙龈深处的牙结石和长期炎症造成的病变组织清除干净，使牙龈恢复正常状态并再次与牙表面紧密贴合。这样可以减少复发的可能性。

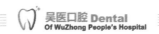

32. 什么是牙周病？

　　牙周病是指发生在牙周组织的疾病，包括仅累及牙龈组织的牙龈病和波及深层牙周组织（牙周膜、牙槽骨、牙骨质）的牙周炎两大类。牙周病是最为常见的口腔疾病之一。牙周病的早期症状不易被重视。患者在稍有不适的时候，一般只是吃药或用药物牙膏。这虽然能在一定程度上缓解不适，但治标不治本。若炎症反复发作，不仅会损害口腔咀嚼功能，还会严重影响全身健康。而特殊人群，特别是孕妇、心脑血管疾病患者，更加不能忽视牙周问题。

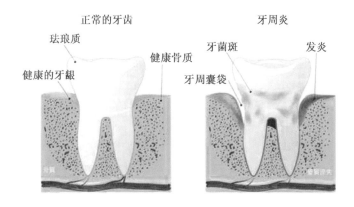

正常的牙齿　　　　　　　　牙周炎
珐琅质　　　　　　　　　牙菌斑　　　发炎
健康的牙龈　　健康骨质　　牙周囊袋

33. 牙周病有什么症状吗？

通常牙周病的症状有以下几种：

（1）接近边缘的牙龈颜色比较红。

（2）刷牙或者咬硬物的时候牙龈出血，平时有口臭的现象。

（3）牙龈经常肿胀，反复化脓，特别是在熬夜后或抵抗力减弱

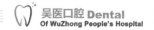

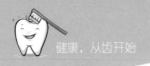
的时候。

（4）牙齿与牙齿之间的缝隙越来越大。牙缝越来越大可能是牙龈萎缩造成的。

34. 哪些人群容易患牙周病？

现在很多人都有牙周病，只是程度不一。以下几类人群患牙周病的概率会比较高：

一是烟民。吸烟是牙周病的一个重要促进要素。吸烟会导致血管收缩和局部血液循环障碍，削弱牙周组织的局部抵抗力。烟雾会使牙龈角化并加速牙结石的形成，这也是很多抽烟多年的人牙齿普遍比较黄的原因。牙菌斑和牙石量增多很容易诱发或加重牙周病的症状。

二是孕妇。在妊娠期间有些孕妇变得爱吃酸甜食或黏性强的食物，使口腔环境发生变化。在妊娠中期，许多孕妇因为妊娠反应明显，一刷牙就容易恶心，所以干脆不刷牙，使得食物残渣在牙齿周围大量沉积，口腔卫生较差，导致牙周病的发生和发展。另外，牙龈也是女性激素的作用器官。由于妊娠期间性激素大量增多，牙龈对局部刺激的反应增强，会加重炎症反应。

三是上班族。上班族也是牙周病容易侵犯的人群之一。上班族一般都缺少体育锻炼，更易吸烟、酗酒，情绪不佳时更少留意自我口腔卫生保健。情绪也是牙周病的一个促进因素。

35. 备孕或已孕的妇女如何预防牙周病？

备孕妇女在做孕前检查的同时也不能忽视口腔检查。在怀孕期间

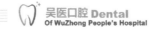

由于雌激素分泌量增加，牙龈组织容易扩张，引起组织内的血流淤塞，牙龈对局部刺激的反应也会加重。同时，怀孕会引起体内维生素和微量元素相对不足，细菌就会使牙龈产生更严重的炎症。所以在孕前和孕中，妇女都应该做好口腔清洁。妇女在孕前还要处理好智齿问题。如果智齿冠周炎在怀孕期间暴发，加上孕妇特殊生理和心理因素的变化，治疗就会变得十分棘手。

36. 为什么需要做牙周刮治？

很多人都会有这样的疑问：为什么有时候做完常规洁牙（洗牙）后，还需要做更深层次的牙周刮治？

牙周组织的健康与堆积在牙齿上的牙菌斑和牙结石的数量密切相关。对大多数人来说，去医院洁牙时，牙齿上的牙菌斑基本上已经发展成了牙结石。牙结石首先在牙齿与牙龈的交界处开始沉积。如果堆积的牙结石没有被及时去除，其堆积面积就会越来越大，并朝着牙龈下发展，引起牙龈炎症。牙龈炎症会引起牙龈肿痛。

长时间的牙结石堆积会造成牙槽骨吸收和牙周袋形成，最后导致牙齿松动、脱落。一个人如果只有牙龈上的结石，没有牙槽骨吸收的现象，就只需要洗牙。当牙龈下存在牙结石，或有牙槽骨吸收迹象时，洗牙往往无法清除牙龈下的结石，此时患者就需要进行牙周刮治了。

牙槽骨一旦吸收，就很难再生。所以，牙周刮治的目的是防止进一步的牙龈出血、牙槽骨吸收和牙周袋形成，帮助稳固牙齿。做过牙周刮治（包括龈下刮治和根面平整术）的患者，每3到4个月需要进行一次牙周维护，因为他们牙龈下堆积结石的概率比一般人的概率

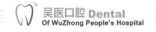

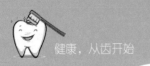
高。同时，掌握正确的刷牙方法（每天至少两次），每天坚持使用牙线，对维护牙周健康也能起到一定的作用。

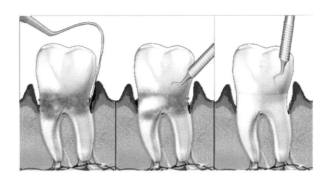

后 记

苏州市吴中人民医院作为苏州市吴中区的中心医院，承担着区域内 100 多万群众的疾病治疗、健康保健任务。本院口腔科为皖南医学院和苏州卫生职业技术学院口腔专业实习基地，吴中区东片医联体口腔技术主导单位，2017、2018 年连续两年被授予"改善医疗服务优质服务岗"荣誉称号。目前拥有 15 台牙科综合治疗台以及数字化影像系统、三维数字化扫描系统、牙科显微镜、CBCT 等牙科设备，全面开展口腔治疗、美容修复、隐形矫正、种植、显微根管治疗等诊疗项目，是吴中区区域内的口腔疾病治疗中心。

2018 年，口腔科又成为吴中区儿童口腔健康指导中心，对全区 30 多所公立小学三年级的 1 万多名小学生进行了口腔健康筛查和窝沟封闭防龋治疗。这标志着口腔科从单纯的"临床治疗型"向兼带"疾病预防型"转变。

口腔科全体医务人员将继续秉持"安全，质量，人文"的科训，脚踏实地，勇于创新，不断提升业务水平和服务水平，争取在区域口腔防治工作中创造出更好的成绩，为吴中区的老百姓拥有一口健康的好牙做出更多、更大的贡献！

苏州市吴中人民医院口腔科

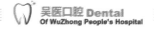

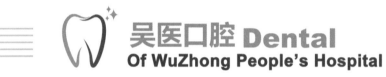